ギャンブル依存症

当事者から学ぶその真実

吉岡 隆 編集

中央法規

推薦のことば

　最近、ギャンブル依存問題がにわかにクローズアップされるように
なった。主な理由は、カジノの合法化にある。国は国家的プロジェク
トと位置付けて、カジノの入った特定複合観光施設の設置に向けて動
いている。今の所、国内の 3 か所に建設される予定で、それぞれの施
設はカジノのほかに 2000 〜 3000 ベッドを有するホテルや既存の規模
をはるかに超えた会議場などを備えるようである。

　しかし、カジノ以前に、すでにわが国のギャンブル問題は深刻な状
態にある。2017（平成 29）年の国の実態調査では、生涯のどこかでギャ
ンブル依存が疑われた者の割合は 3.6% であった。私が自記式調査で
行った 2013（平成 25）年の実態調査ではこの割合は 4.3% であり、海
外に比べて高い傾向にあった。これにさらにカジノが加わったらどう
なるだろうか、と心配する。一方で、このカジノのために、ギャンブ
ル依存症が脚光を浴び、依存症対策が前に進みつつある。私ども公衆
衛生サイドにいる者は、今後の進展を注意深く見守っていく必要があ
る。

　このように大きな問題であるにもかかわらず、ギャンブル依存症の
予防、治療、社会復帰支援等に関する情報は極めて乏しい。本書は、
このような背景から、この大きなギャップを埋める一助として作成さ
れた。一読すればわかるが、本書は非常に興味深い構成になっている。
まず、ギャンブル依存症の現状や治療に関する概説から始まっている。
多方面の情報が収載され、非常に読み応えのある内容である。次に、
8 名の当事者からのメッセージが続く。GA のミーティング等を通じ
ての変化のプロセスがわかり易くまとめられている。当事者や家族に

対して回復のヒントが散りばめられている。それに続く家族からのメッセージも非常に興味深い。最後に約100ページにわたって、それぞれの立場から予防・治療・回復支援に携わってきた専門家のメッセージが続く。外国発のエビデンスをまとめた本はよく目にする。しかし、自らの長年の経験をもとに書かれたメッセージ集は少ない。経験を基にしているため、説得力があり、明日からの診療や支援にすぐに役立つ示唆が満載されている。

　通常、本には標的とする読者が想定されている。本書は、ギャンブル依存の真っただ中にいる者、回復途上にいる者、ギャンブル問題に振り回されている家族、治療や支援にあたっている者、行政関係の者、いずれのニーズにも対応している読み応えのある一冊である。本書がより多くの読者の手に取っていただけることを切に祈る。

2019年11月吉日

独立行政法人国立病院機構久里浜医療センター院長
依存症対策全国センター長

樋口　進

まえがき

　その年の暮れも街はクリスマスムードにあふれていたが、筆者は依存症の研修旅行に参加した。研修先は米国ミネソタ州センターシティにある、かの有名なヘーゼルデンである。成田からサンフランシスコに飛び、そこからなぜかラスベガス経由で現地に入った。

　ラスベガス空港に着くと驚く光景を目にした。ロビーから外へ向かう長い通路の両側には、スロットマシーンがずらりと並んでいたからである。あたかも巨大な怪獣が「お前を食ってやる！」と、大きな口を開けて待ち構えているかのようだった。

　夕方から数人の仲間と地元のAAミーティングに参加すると、「日本人がこの会場に来たのは初めてだ」と歓迎された。この不夜城のような砂漠の町は、一晩中ネオンが輝き、夜中にはパトカーのサイレンやパンパーンという銃声？が響き、安心して眠ることができなかった。

　依存症の講義や講演でよくされる質問がある。

　「依存は、悪いことなのでしょうか」。

　人間が成長・発達する過程で「依存」は必須・不可欠なものである。依存症者のなかには、その過程でしっかりと「依存」できなかったケースもあれば、逆に溺愛されたケースもあった。どちらの場合も、その後の自立に大きな影響を与えたのではないかと筆者には思われた。

　「飲む・打つ・買うは男の甲斐性だ」などと言われた時代もあったが、それらは、はまりやすい三大依存症ともいえる。この「打つ」こそギャンブルのことだが、この依存症の最大の特徴は、ほかの依存症と比べものにならないほど、巨額の金銭をそこに投じることである。

　2011（平成23）年11月、世間をあっと言わせる事件が起きた。会社

法違反の容疑で逮捕されたＡ氏は、関連子会社から 100 億円以上の借入れをしたというものだった。表面に現れたのは特別背任事件だが、金の使途はバカラというギャンブルだったのである。

　依存症は依存対象をコントロールできない病気だが、この事件はその典型的な例だろう。控訴・上告したものの、結局懲役 4 年の実刑判決が下り、収監された。しかし、問題の本質はその奥にある。なぜそこまで彼はギャンブルを「必要」としたのかだ。

　もちろん、社会生活が破綻しない程度にギャンブルを楽しむことのできる人はいる。だが、GA※の 20 の質問が「こういうことがありましたか?」と過去形になっているのは、一度依存症になったら一生依存症だからだ。ギャンブル依存症も治らない病気の一つなのだ。

　では、治らない病気の治療目標はどこなのか。それはその病気から何を学び、どれだけ人間的成長ができるかだ。気づきがあれば学ぶことができるし、学ぶことができれば変わることができる。変わることができれば成長することができるし、成長することができれば回復できる。

　この問題からギャンブル依存症者は何を学び、ギャンブル依存症者の家族は何を学び、そして支援者は何を学んだのか。本書は三者が協働してこの課題に取り組み、ギャンブル依存症者の真実を解き明かそうとするものである。

2019 年 11 月

吉岡　隆

『ギャンブル依存症〜当事者から学ぶその真実』目次

推薦のことば
まえがき

第❶部 問題

第1章 ギャンブル依存症の「いま」を知る………010

第2章 もう一人の当事者………047

第❷部 解決

第3章 当事者からのメッセージ………068

・等身大の自分を理解して………068

・なぜ私にはギャンブルが必要だったのか………074

・心の平安と希望の道………079

・落ち着きと勇気を………087

・七転八倒人生の回顧と改悟………093

・嘘と不信と拒否の生き方だった………099

・ギャンブル依存症からの回復を楽しむ………105

・大好きなギャンブルから、やらずにいられないギャンブルへ………111

第4章 家族からのメッセージ………117

・ギャンブルに賭ける夫と、夫の回復に賭ける私………117

・ギャマノンの仲間とつながって………124

- ・あの時の苦しさはなぜ？………129
- ・神様はいました………134
- ・ギャンブラーは、僕の病気を気づかせてくれた………141
- ・兄と私のメリーゴーランド………146
- ・私の愛するアディクション・ファミリー………150

第5章 支援者からのメッセージ………157

- ・精神科医の立場から………157
- ・カウンセラーの立場から………170
- ・ソーシャルワーカーの立場から………181
- ・リハビリ施設長の立場から………193
- ・弁護士の立場から………203
- ・研究者の立場から………216
- ・行政担当者の立場から………230
- ・長期臨床経験者の立場から………245

資料・用語解説………261

あとがき………273

編者紹介・執筆者一覧………275

＊本書に掲載している各ウェブサイトへの最終アクセス日：2019（令和元）年10月30日

第 **1** 部

問題

第**1**章

ギャンブル依存症の
「いま」を知る

小林桜児

はじめに

「あの時わたしは、有金残らず、すっかり負けてしまった…カジノを出て、ふと見ると、チョッキのポケットにまだ1グルデンの貨幣がころがっていた。『ああ、してみると、食事をするだけの金はあるわけだ！』── わたしは思ったが、百歩ほど行ってから、考え直し、引き返した」[1]。（ドストエフスキー「賭博者」より）

本稿の執筆を依頼された際、まず頭に浮かんだのは、筆者が高校時代にむさぼるように読みふけった19世紀ロシアの小説家フョードル・ドストエフスキーである。彼が1866年に書いた「賭博者」の主人公アレクセイ同様、作者のドストエフスキー自身がギャンブル依存症者であり、有名な「罪と罰」が世に出た40歳代は、彼の依存症と借金の問題が最高潮の時期でもあった。

ギャンブル依存症の「いま」を知る原稿の書き出しに、150年以上前の作家の文章を引用したことを不思議に思われる読者もいるかもしれない。確かにわが国で急激にギャンブル問題について社会的関心が高まってきたのはおおむね2010年代に入ってからのことであり、比較的最近のことといってよいが、当然のことながらギャンブルの問題はいまに始まったことではないからである。

第 1 章　ギャンブル依存症の「いま」を知る

　手短に歴史を振り返ってみよう。賭け事はアルコール同様、人類の歴史とともに始まっており、世界各地の古代文明のころから問題視されていた。例えば古代エジプトでは賭博癖のある者は採石場での強制労働が課せられていたという[2]。紀元前 200 年頃にはすでに闘鶏や競馬などが中国で賭け事の対象とされており、紀元 900 年頃には骨牌と呼ばれる一種のドミノゲームも普及していた。カジノは 17 世紀にイタリアのヴェニスで初めて開設され、その後ヨーロッパのほかの国々にも広がっていった。

　19 世紀にフランスとイギリスでカジノが規制されるようになってからは、ヴィースバーデンやバーデンバーデンなどライン川沿いのドイツの温泉保養地がカジノで栄えた[3]。ドストエフスキーがギャンブルにはまり、そして冒頭に引用した「賭博者」を執筆した場所も、それらライン川沿いの温泉保養地である。それらの地域も普仏戦争（1870～1871 年）によって疲弊し、1872 年以降プロイセンの法律によって営業できなくなったことで、カジノの中心は地中海沿いのモナコに移っていく。

　今日のスロットマシーンの元となる機械化されたポーカーゲームが初めてアメリカで開発されたのは 1891 年のことである。1910 年頃にはピンボール型の遊技台が欧米で開発され、1920 年代（大正末期）頃には日本にも輸入されるようになった。やがて独自の改良が加えられて「パチンコ」という名称になり、1930 年代には全国的に普及していった。

　1931 年には大恐慌後の経済対策としてアメリカのネバダ州でギャンブルが合法化され、1940 ～ 60 年代にかけてラスベガスが世界有数のカジノの都へと発展した。1970 年代以降は、アメリカのニュージャージー州アトランティックシティーや中国のマカオ、2010 年に入るとシンガポールでもカジノを併設する統合型リゾート施設（Integrated Resort：IR）が相次いで開設されていった。

　主として IR の経済波及効果を求めて、わが国でもカジノ合法化の政治的動きが 2000（平成 12）年以降活発化した[4]。一方で 2011（平成

23）年には製紙会社の会長が海外のカジノで億単位の借金を作り、特別背任罪で実刑判決を受けたことで、ギャンブルの負の側面にも世間の注目が集まるようになった。2016（平成28）年12月に「特定複合観光施設区域の整備の推進に関する法律」（以下「IR推進法」）が成立。それとともに社会全体の問題としてギャンブル依存症対策の重要性も各方面から指摘されるようになり、2018（平成30）年10月「ギャンブル等依存症対策基本法」が施行されて今日に至るのである。

150年以上前に書かれた「賭博者」の主人公アレクセイが最後のコインを握りしめてカジノに戻っていく姿も、その作者であるドストエフスキー自身がルーレットで負け続け、妻に質屋通いをさせながらも50歳になるまでギャンブルが止まらなかった姿も、21世紀の今日、私たちが依存症外来で目にするギャンブル依存症患者たちの姿とさして変わりはない。いつの時代も、患者と家族はギャンブルという病に苦しんできた。私たちはどのようにその病を考え、向き合っていけばよいのだろうか。

本節では、まず私たちが直面しているギャンブルという行為とその病が21世紀の「いま」どのような姿を見せているのか、その多様で複雑な国内外の状況を幅広く概観したうえで、時代を超えて変わらない人間の病としてのギャンブル依存症とは何か、どう理解し、かかわっていけばよいのか、という点についても検討してみたい。

ギャンブルをめぐる現状

● ギャンブル・賭博と刑法

まずはじめに、そもそもギャンブルまたは賭博とは何か、という定義について確認しておきたい。賭博は刑法第185条によって「50万円以下の罰金（注：1万円以上の財産刑を指す）または科料（注：1万円未満の財産刑を指す）に処する」と規定されている違法行為である。それでは、ギャンブルや賭博とは、どのような行為を指しているのであろう

か。

1882（明治 15）年に施行された旧刑法第 185 条では「偶然ノ輸贏（注：「勝ち負け」のこと。「しゅえい」と読む）ニ関シ財物ヲ以テ博戯又ハ賭事ヲ為シタル者」を刑罰の対象と規定しており、基本的には何らかの偶然性が関係する事柄によって勝敗を決め、勝った者が何らかの財産価値のある物を得て、負けた者が失う、という行為のことと考えてよい。なお、賭博に常習性が認定される場合は 3 年以下の懲役刑が科せられる（刑法第 186 条）。

偶然性によって結果が決まる代表例としては、サイコロが挙げられるであろう。いくら「サイコロの投げ方」の技術を磨いたとしても、特定の数を必ず出させることは不可能といってよい。他方、野球や麻雀などはプレーヤーの技術の高低もその勝敗に影響するが、それでも技術だけで 100% 予測を的中させることはできず、偶然の要因も大いに影響するため、その結果について金銭などを賭ける野球賭博や賭け麻雀などの行為は違法と判断されてしまう。

賭博とは見なさない例外として、同じ刑法第 185 条には「一時の娯楽に供する物を賭けたにとどまるときは、この限りでない」という但し書きがついている。例えば「賭けに負けたら食事をおごる」などといった類いの行為は、賭博によってやり取りされる物がごく短期間で消費されてしまい、価値も軽微であることから、違法とは見なされない。

処罰の対象とされているのは、賭博を直接行っている者だけではない。別途法令によって許可されていない違法な賭博場を開帳した者（例えば闇カジノの運営者など）についても 3 か月以上 5 年以下の懲役刑が科されることになる。

同様に、別途法令によって許可されていない違法な富くじ[注1]を発売、または発売の取り次ぎをした者には懲役刑が科せられており、富くじを授受した者は 20 万円以下の罰金または科料に処せられる（刑法第 187 条）。

● 公営ギャンブルとは

　周知のように、わが国では競馬、競艇、競輪、オートレースなどといった競技が公然と賭事の対象となっており、また宝くじやサッカーの試合結果を対象とするスポーツくじなどの富くじも公に行われている。いわゆる「公営ギャンブル」としてそれらが刑法の賭博罪に抵触しないのは、それぞれが以下のように別途法令によって定められており、所轄する官庁の監督下で実施運営され、その収益の一部は国庫など公的な収入源にもなっているからである。

● 公営ギャンブルの現状

(1)競馬：競馬法（農林水産省）

　特殊法人日本中央競馬会（以下 JRA）が主催する 10 場と、地方公共団体による地方競馬 15 場で行われている。JRA の売得金（勝馬投票券つまりは馬券の発売金から返還金を引いたもの）は 1997（平成 9）年度に 4 兆円に達して以降減少し、2011（平成 23）年度には 2 兆 2935 億円にまで落ち込んだが、その後徐々に回復し、2017（平成 29）年度には 2 兆 7476 億円となっている。そのうち、インターネットを介したオンライン投票によるものが 3 分の 2 を占めていた[5]。

　売得金の約 4 分の 3 は客への払戻金に充てられ、残る 4 分の 1 が国庫納付金と JRA の運営費となる。2017（平成 29）年度の国庫納付金は約 3000 億円程度である[6]。

　実際に競馬場を訪れた人数に加えて、場外馬券場の利用者数、そし

注 1)　あらかじめ番号が記載された「くじ」または「札」を多数販売し、購入者のなかから抽選で決められた当選者に対して賞金が与えられるギャンブルの一つ。世界的には紀元前の中国や古代ローマの頃から国家の財源確保の目的で実施されてきた。わが国では戦国時代あるいは江戸時代初期、瀧安寺（大阪府）で新年の催し物として行われた「富会（とみえ）」が起源とされているが、当時は当選者に賞金ではなく「お守り（護符）」が与えられていた。その後は寺社改修費用を捻出するため江戸幕府公認で行われ、金銭が当選者に与えられるようになった。1842年の天保の改革以降、全面的に禁止されていたが、太平洋戦争末期に戦費調達のため、公的な富くじが約100年ぶりに再開された。

第 1 章　ギャンブル依存症の「いま」を知る

て携帯電話やパソコンなどオンライン投票者数も合わせた総参加人員は 1989（平成元）年度に 1 億人の大台を超えて以降おおむね増加傾向が続いており、2017（平成 29）年度には約 1 億 7000 万人に達した[7]。

(2)競艇：モーターボート競走法（国土交通省）

1952（昭和 27）年に長崎県の大村競走場で初めて開催された日本生まれの競技で、全国 24 の競艇場で、県・市町・施行組合など計 35 団体が運営している。売上金額は 1991（平成 3）年度に 2 兆 2137 億円に達してから減少に転じ、2010（平成 22）年度には 8435 億円にまで落ち込んだ。その後やや増加して、2017（平成 29）年度は 1 兆 2379 億円となっている。売上金額のうち、地方公共団体金融機構納付金（金融機関の地方公共団体への貸付金利引き下げに充当される）は約 0.2% である[8]。

(3)競輪：自転車競技法（経済産業省）

1948（昭和 23）年に福岡県の小倉競輪場で初めて開催された日本生まれの競技である。2000 年シドニー大会からオリンピック正式種目として採用されている[9]。全国 43 の競輪場があり、地方自治体が主催している。車券の売上高は 2008（平成 20）年度には 7913 億円だったのが、以降低下し、2013（平成 25）年度には 6063 億円に達したが、2017（平成 29）年度には若干増加して 6400 億円となっている[10]。

(4)オートレース：小型自動車競走法（経済産業省）

1950（昭和 25）年に船橋オートレース場で初めて開催された[11]オートバイによって行う公営競技。全国で指定 5 市が主催している。2007（平成 19）年度には 1092 億円あった車券売上高は年々減少し、2017（平成 29）年度には 660 億円に落ち込んでいる[10]。

以上、地方競馬も含めた公営ギャンブル 5 競技の売上高の推移を図 1-1 に示す。

(5)宝くじ：当せん金付証票法（総務省）

第二次大戦後、地方自治体の復興資金調達を目的に、1946（昭和 21）年に地方宝くじ第 1 号が発売された。1954（昭和 29）年以降は政府宝くじが廃止されたことにともない、都道府県と 20 指定都市が発売するものだけが「宝くじ」として残った[12]。2016（平成 28）年度の販売実

015

図 1-1　公営 5 競技の売上高の推移

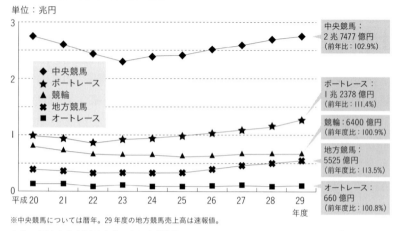

※中央競馬については暦年。29 年度の地方競馬売上高は速報値。
出典：経済産業省製造産業局車両室「競輪・オートレースを巡る最近の状況について」を一部改変

績額は 8452 億円で、そのうち約 47％が当選者に支払われ、約 40％は発売元である地方自治体に納められ、公共事業などに使われている[13]。

(6)スポーツくじ：スポーツ振興投票の実施等に関する法律（文部科学省）

　プロサッカーチームの勝敗を対象として、2001（平成 13）年から全国で販売が開始された。日本スポーツ振興センターが実施主体となり、売上金の 50％は当選払戻金に充てる。さらに経費と特定金額を差し引いた後の収益のうち、4 分の 3 をスポーツ団体や地方公共団体のスポーツ振興事業に助成し、残る 4 分の 1 は国庫に納付している[14]。売上金額は、2013（平成 25）年度以降、毎年 1000 億円を超えるようになり、2017（平成 29）年度は 1080 億円と報告されている[15]。

● パチンコ・パチスロの普及と現状

　パチンコの起源は明確ではなく、1920 年代にアメリカのカイル商会から輸入されたコリントゲームという横型水平のピンボールゲーム盤が元になっているという説と、同時期にヨーロッパで開発された縦型の「ウォールマシン」が輸入され、大阪で改良された後、昭和初期にかけてパチンコとして全国に普及したという説があり、後者の方が

現在では有力といわれている[16]。黎明期には「パチパチ」「ガチャン」などと名称は地域ごとに異なっていたが、1930年代、全国的に普及する頃には「パチンコ」という名称で統一されるようになっていった。

1937（昭和12）年の日中戦争勃発後はパチンコ店の規制が進み、やがて敗戦まで全面的に廃止されることとなった。戦後1950年代にはパチンコ台の画期的な釘配列（正村ゲージ）による第一次ブームが起きて、パチンコ店舗数は1949（昭和24）年の4818軒から1953（昭和28）年には4万3452軒にまで急増した。1950年代後半にパチンコが社会問題化して規制がかかり、店舗数は8000軒までに激減したが、1960年代には「チューリップ」型機種の登場による第二次ブームが起きて、1万軒前後で推移するようになった。1980年代には「フィーバー」型の機種が大ヒットして第三次ブームが、1990年代前半にはカードリーダー（CR）機によって第四次ブームが到来し、1995（平成7）年には店舗数が1万8244軒に達した[16]。2000（平成12）年以降は市場規模も参加人口も徐々にではあるが、減少傾向にある。

最近5年間のパチンコ等店舗数の推移は図1-2のとおりである。なお、図中の「回胴式遊技機」とはいわゆる「パチンコ型スロットマシン（パチスロ）」を指している。

パチスロ専門店を除く狭義のパチンコ店は2016（平成28）年にはついに1万軒を割り込んだ。わずか20年程度で事実上、店舗数が半減したことになるが、これは近年、ギャンブル依存症対策として業界に対する規制が強まり、客にとっては大きく勝つことができる可能性（射幸性）が下がって魅力が低下していることや、スマートフォンやインターネット接続型動画配信サービスなどに代表される、より安価で手軽なほかの娯楽が普及してきたことが影響しているものと推測される。

そもそも公的ギャンブル施設と異なり、パチンコ店やパチスロ店は特別法によって賭博行為が許可されているわけではない。むしろ風俗営業等の規制及び業務の適正化等に関する法律（いわゆる風営法）第2条の「設備を設けて客に射幸心をそそるおそれのある遊技をさせる営業」に該当する民間娯楽施設である。同法第23条によって、パチン

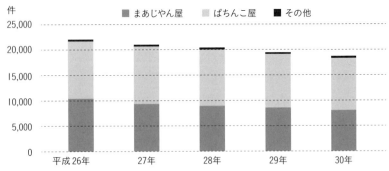

図 1-2　麻雀、パチンコ屋等の許可数の推移（単位は件）

		H26	H27	H28	H29	H30
ぱちんこ屋等		22,097	21,048	20,268	19,436	18,411
	まあじやん屋	10,376	9,626	9,176	8,736	8,276
	ぱちんこ屋	11,627	11,310	10,986	10,596	10,060
	ぱちんこ遊技機設置店（注1）	10,610	10,319	9,991	9,623	9,131
	回胴式遊技機等設置店	1,017	991	995	973	929
その他（注2）		94	112	106	104	75

（注1）　ぱちんこ遊技機と他の遊技機（回胴式遊技機、スマートボール等）を併設している店舗は、ぱちんこ遊戯機設置店に計上した。
（注2）　射的、輪投げ等をいう。
出典：警察庁生活安全局保安課「平成30年における風俗営業等の現状と風俗関係事犯の取締まり状況等について」平成31年3月を一部改変

コ店は現金や有価証券を賞品として提供することも、提供した賞品を店が買い取ることも禁止されている。

　風営法に抵触する事態を逃れるため、パチンコ店は出玉に対して客に「特殊景品」を提供し、客はその景品をパチンコ店とは別法人の「換金所」に持っていって現金と交換する、というのいわゆる「三店方式」を取っている。そして刑法第185条に抵触しないようにするため、あくまでパチンコは賭博ではなく、パチンコ玉を飛ばして穴に落とす「技術」を競い合う「娯楽」であるという建前になっているのである。

● 日本は世界最大のギャンブル用ゲーム機大国

　オーストラリアのニューサウスウェールズ州政府が2001年に制定

第 1 章　ギャンブル依存症の「いま」を知る

した条例によれば、一部または全部が偶然性に左右される遊びのための機器で、その使用によって直接または間接的に金銭（またはそれに類する物）が提供される物は「ギャンブル用ゲーム機（ゲーミング・マシン）」と定義される。その定義に従えば、スロットマシンやビデオゲーム機器、パチンコ・パチスロ、テーブル型電子ゲーム機などが含まれる。それらギャンブル用ゲーム機の世界全体での総数は、オーストラリアのゲーム機械協会による 2017 年の調査によれば、約 780 万台と報告されている[17]。

　世界のなかでも特に日本のギャンブル用ゲーム機保有台数は 452 万台と突出して多く、2 位アメリカの 88 万台の 5 倍に達しており、9 年連続世界 1 位となっている（表 1-1）。

　警察庁生活安全局の「平成 30 年における風俗営業等の現状と風俗関係事犯の取締り状況等について」[18]（いわゆる風営白書）によれば、わが国における 2017（平成 29）年のパチンコ・パチスロ台数は合わせ

表 1-1　国別ギャンブル用ゲーム機台数（2017 年）

順位	国名	ゲーム機の台数
1	日本	4,525,253
2	アメリカ	884,239
3	イタリア	463,931
4	ドイツ	274,500
5	スペイン	201,381
6	オーストラリア	197,021
7	イギリス	182,916
8	カナダ	100,591
9	アルゼンチン	98,117
10	ペルー	84,396

出典）Ziolkowski, S. "The World Count of Gaming Machines 2017", Gaming Technologies Association, p.8, 2018

て約 443 万台であり、オーストラリアのゲーム機械協会が報告した日本のギャンブル用ゲーム機とは、事実上パチンコ・スロットの台数を反映していることがわかる。

IR やカジノについて近年、ギャンブル依存症の危険性という観点から盛んに報道されるようになっているが、カジノ以前に、すでにわが国は長年世界でも類を見ないほどのギャンブル用ゲーム機大国であり続けてきたことを忘れてはならない。カジノは想定されている施設数も日本全国で数か所程度と極めて限られ、どちらかといえば富裕層や訪日外国人を主たる対象としたギャンブル施設である。それに対して、パチンコ・スロットは低額から楽しめる台（いわゆる「1 円パチンコ」）もあって、客層は生活保護世帯に至るまで広範囲に及び、さらに全国津々浦々に約 1 万店舗がすでに存在しているという点で、本来ギャンブル依存症を惹起するリスクは、カジノとは比較にならないほど大きいのである。

● オンライン賭博について

インターネットを介してパソコン上からギャンブルに参加するシステムを世界で初めて合法化した国が、アンティグア・バーブーダである。カリブ海に浮かぶこの人口 10 万人に満たない小さな島国は、1994 年に世界で初めてオンラインカジノを合法化した。翌 1995 年には世界で初めてオンラインカジノが稼働し始めたが、当時はまだ実際に金銭を賭けるものではなく、単なるネット上の「遊戯」に過ぎなかった。

しかし、わずか 1 年後の 1996 年には本格的にネット上でポーカーやスロット、ルーレットなどに金銭を賭けるオンライン賭博サイトが立ち上がった。イギリスやオーストラリアでも、同時期にネット上で競馬やサッカーの試合の結果に金銭を賭けるサイトが次々と開設されていった。1996 年時点ではわずか 15 程度に過ぎなかったオンライン賭博サイト数は、2010 年には世界各地で 2600 を超えるまでに急成長していくことになる[19]。

わが国では 2006（平成 18）年を皮切りに、ネットカフェの店舗内でインターネットを通じて海外のオンラインカジノに接続し、客にバカラやポーカーなどの賭博をさせていた「インターネット・カジノ」（いわゆる「インカジ」あるいは「闇カジノ」）店の業者に賭博罪での逮捕者が出るようになった[20]。

2016（平成 28）年以降になると、日本国内に実店舗をもたなくても、インターネット上で出入金口座サービスを運営し、不特定多数の客に口座に金を振り込ませたうえで、バカラなど海外のオンラインカジノゲームをさせ、金銭のやり取りをしていた無店舗型オンラインカジノ（いわゆる「オンカジ」）業者も摘発されるようになった[21]。

同じ年には、無店舗型オンラインカジノの業者だけでなく、個人利用客にも賭博罪の容疑で初めて逮捕者が出た。オンラインカジノ業者自体は海外で合法に運営されていたとしても、ネット上で日本人がカジノのディーラーを務め、日本語でやりとりしながら日本人客がカジノのゲームを行っていたことから、実態として日本国内において事実上日本人向けに賭博が行われていると警察は判断したのである[22]。2017（平成 29）年度の「ゲーム機等を使用した賭博事犯」検挙数は 49 件にのぼっている[23]。

● オンラインゲームのギャンブル化

今日の通信型携帯端末の起源は 1994 年に IBM 社が開発した Simon であるが、世界的にスマートフォンとして爆発的に普及するようになったのは 2007 年にアップル社がアメリカで iPhone を発売してからである。それにともなってスマートフォンを介したソーシャルネットワーキングサービス（以下 SNS）やゲーム（モバイル向けゲームアプリ）の開発も急激に進んだ。

欧米ではフェイスブックを中心とした SNS が 2010 年以降、「ソーシャルカジノゲーム」を提供するようになった。ソーシャルカジノゲームにおいては実際に貨幣のやり取りは行われない。利用者は SNS を介して無料でポイントなどを提供されて「無料ゲーム」を楽しむこと

ができるが、ゲームを続けるために「マイクロトランザクション」と呼ばれる追加ポイントやアイテムをゲームの運営者から購入するよう促される。

海外の研究では、ソーシャルゲームの利用者の4人に1人が半年以内にオンラインカジノゲームに移行していることが報告されており、特に有料のポイントやアイテムを購入していた群は、購入しなかった群と比較してオンラインカジノゲームに移行するオッズ比[注2]が8倍にのぼるという[24]。

わが国では同時期に、SNSがモバイルゲームを提供するのではなく、先にオンラインゲームが発達し、ゲームがSNS機能を併せもつという欧米とは逆の流れを示した。オンラインゲームの多くは無料で楽しめるものの、ゲーム運営会社は収益を上げるため、しばしば、次のステージに進むためには稀少価値の高いアイテムやキャラクター、カードなどが必要となるような設定を行った。利用者は1回ごとに数百円程度の料金を支払って「ガチャ」(注:かつて駄菓子屋などに置かれていた「ガチャガチャ」に由来する俗語で、オンラインゲーム内で行われる一種のくじ引きのこと)をしてアイテムを獲得し、それをあらかじめ決められた個数揃える(「コンプリート」する)ことで、ようやく稀少アイテムやカードを入手することができたのである。

「コンプリート」と「ガチャ」を組み合わせて「コンプガチャ」と呼ばれるこの課金システムは、2012(平成24)年には未成年者がゲームに没頭して何十万円も使ってしまうことが社会問題となり、同年5月18日には消費者庁が景品表示法に抵触するとの見解を公表した[25]。

注2)　ある集団のなかで、特定の出来事が起きた数を、起きなかった数で割った割合を「オッズ」と呼び、その出来事の起きやすさを表す数値である。そして、ある条件や介入が存在する集団(実験群)における出来事のオッズを、その条件や介入がない集団(対照群)における出来事のオッズで割った値が「オッズ比」である。オッズ比の数値が1以上の場合、その出来事は特定の条件や介入と関連性が高いということができる。ただしオッズ比の数値はあくまで「オッズ」が何倍であるか、という「関連性の高さの程度」を意味しているだけであることに注意が必要である。リスク比(相対危険度)とは異なり、特定の条件や介入によって将来その出来事が起きる「リスク」が何倍に上昇する、ということを直接意味しているわけではない。

その後すぐに日本オンラインゲーム協会が運用ガイドライン[26]を発表し、「コンプガチャ」そのものは姿を消したものの、ギャンブル性のある有料くじや課金を中心としたオンラインゲーム業界のビジネスモデル自体に著変はない。

オンラインゲームの国内市場は2013（平成25）年に8423億円だったのが、2015（平成27）年には1兆円の大台を超える伸びを示し、その86%はスマートフォンとタブレットが占めていた[27]。市場規模の拡大とモバイルゲーム化が進む一方で、国民生活センターに寄せられたオンラインゲームに関する相談件数は2015（平成27）年以降毎年4000件を超えている[28]。

フェイスブックなどSNSから派生して欧米で先行したソーシャルカジノゲームは、わが国でも2017〜18（平成29〜30）年頃より、現金など金銭価値のある物に交換できないゲーム内のコインを使って無料で楽しむスマートフォンのアプリとして配信されるようになってきている。運営会社にとっては、基本的にはアプリ内での広告費やアフィリエイト[注3]、利用者がアイテムに支払う購入費などが主たる収益源となるが、海外ではポイントを実際のカジノ場に流用することができるものや、オンラインカジノへと誘導するものもあるという[29]。

2018年9月にはイギリス、フランスなど欧州各国とアメリカ・ワシントン州のギャンブリング委員会が共同で、ソーシャルカジノゲームやルートボックス（注：中にどのようなアイテムが入っているかわからない箱を意味し、くじ引きのようにアイテムを購入する。日本の「ガチャ」に相当する）などに対して規制を行う必要性を提起する声明を発表した[30]。このような流れを受けて今後、日本のオンラインゲームの課金システムに対しても、規制強化を求める声が高まることも予想される。

注3）　インターネット上で提供される「成果報酬型の広告」のこと。ホームページやブログ、アプリなどを開いている個人や運営会社がページ内に広告（バナー）を掲載し、そのページを見に来た人が広告をクリックして商品やサービスを購入した場合、アフィリエイトサービスプロバイダ（ASP）と呼ばれる仲介業者から個人や運営会社に一定の成果報酬が振り込まれるシステムになっている。

● e スポーツの展開とギャンブル

e スポーツとは、「スマホやプレーステーション、PC などの器具とゲームソフトを使用した対戦型のスポーツ」であるが、「ゲームはスポーツのみに留まらず様々な対戦型のゲームも含まれる」[31]。その起源は W. Higinbotham が開発したアナログコンピューターを用いて、1958 年にアメリカのブルックヘブン国立研究所で 2 人の競技者によって行われたテニスゲーム（Tennis for Two）にあるといわれている[32]。

1972 年にはスタンフォード大学において世界で最初の e スポーツ大会が開かれ、24 人の選手たちが "Spacewar!" というデジタルコンピューターゲームを用いて競い合った。その後 1980 年にアメリカで開催された「スペースインベーダー・チャンピオンシップ」には 1 万人以上のゲーマーたちが集まったという。

1990 年代に高速通信網が整備されるようになると、対戦型ゲームの大衆化が進み、2000 年に第 1 回世界サイバーゲーム大会（WCG）がソウルで開催された[33]。e スポーツは世界各国で年々大会の賞金金額も増え、e スポーツを対象としたギャンブルの市場規模も 2020 年には約 300 億ドルに達すると見込まれている[34]。海外では e スポーツの対戦結果について賭けるブックメーカーのサイトがインターネット上に多数存在しており、現金や「スキン」と呼ばれるデジタルアイテム（ゲーム内の道具の見栄えや人物の外見など）が取引されている。既存のカジノ施設が e スポーツを開催してギャンブルの対象とする動きも増えている[35]。

日本でも 2011（平成 23）年に第 1 回の e スポーツ JAPAN CUP が開催され、2015（平成 27）年 4 月に一般社団法人日本 e スポーツ協会が設立された。その後、ほかの 2 つの関係団体と合併する形で 2018（平成 30）年 1 月に一般社団法人日本 e スポーツ連合が設立されている[36]。

ギャンブル依存症対策について

ここではまず先駆的かつ包括的なギャンブル問題対策を行ったオーストラリア・ビクトリア州の取り組みを先に紹介した後、わが国のギャンブル依存症対策の状況を確認したい。

● オーストラリア・ビクトリア州の取り組み [37]

1992年、ビクトリア州の州都であると同時に、シドニーに次いでオーストラリア第2の大都市であるメルボルン市にスロットやポーカーゲームなどができる電子ゲーム機（以下EGM）が登場した。2年後には同市内に1200台のEGMを備えた「クラウン・カジノ」が開業し、10年も経たないうちに一人当たりのギャンブル支出の90%をEGMが占めるようになるほどの人気ぶりであった。

一方で、条例によりEGMの日々の売り上げの8.3%が地域支援基金に還元されることになっており、資金面で依存症対策を取りやすかったことから、ビクトリア州では1995年から3か年計画で以下のようなギャンブル問題対策が取られることになった。

①ギャンブル問題と借金問題の双方の相談を統合して実施

②「Gライン」と呼ばれる24時間無料電話を開設し、ギャンブル問題に関する電話カウンセリングと専門施設の紹介を実施

③福祉省の管轄地域ごとにギャンブル問題担当の専門官を配置

④地域住民を対象としたギャンブル問題に関する講演会の開催や、マスメディアを総動員した大規模啓蒙キャンペーンの実施

⑤福祉省担当者を議長とするギャンブル問題連絡協議会を設置し、業界団体、地域住民、そしてカウンセリング施設などから代表者を招集

⑥ギャンブル問題の原因や対策に関する研究体制の整備

ギャンブル依存症患者に対する治療体制は、業界団体から情報提供されたEGM設置数の多い地域に重点をおいた。民間施設に所属するソーシャルワーカーや臨床心理士（公認心理師）たちが、各地域でさま

ざまな治療プログラムを本人または家族に提供した。治療サービス提供者は共通項目に基づく患者情報の提供を義務づけられており、福祉省が集積された情報を分析し、毎年公表した。

業界団体自らが「責任あるギャンブル」実現のため協力した対策としては、以下のようなものがある。

①ギャンブル施設内 ATM 設置の禁止

②ギャンブル施設内禁煙の徹底

③地域内 EGM 設置台数の総量規制

④「自己排除措置制度」(self-exclusion)：本人が自らギャンブル施設への入場禁止を要請する制度。現実には、顔写真での本人確認だけでは入場制限できない場合も少なくなかった。

⑤カジノ施設内「お客様サポートセンター」：臨床心理士 (公認心理師) によるカウンセリングや、訓練を受けたカジノの職員によるギャンブル依存症支援センターの紹介も行われた。

⑥プレコミットメント制度：1日または週あたりのギャンブル支出額の上限を客があらかじめ設定し、EGM に使った金額が設定金額を超えた場合、プレイを継続してもメンバー特典やボーナスポイントが得られなくなる。

● わが国における関係団体の取り組み[38]

2016（平成 28）年 12 月に、IR 推進法が施行され、IR の敷地内に限定されているとはいえ、これまで禁じられていたカジノがわが国でもついに解禁となった。それにともなって、カジノがギャンブル依存症を増加させるリスクも盛んに議論されるようになり、それに応える形で 2017（平成 29）年以降、公営競技団体やパチンコ業界も対策を打ち出すようになった。

公営競技の各団体はそれぞれ「インフォメーションデスク」や「お客様相談センター」などで「のめり込みに不安のある方の相談」にも対応するようになり、2018（平成 30）年 4 月 2 日からは、全国公営競技施行者連絡協議会が公営競技ギャンブル依存症カウンセリングセン

ターを設置し、臨床心理士（公認心理師）が電話またはメールでのカウンセリングを行うようになっている。

パチンコ業界は、すでに2006（平成18）年にぱちんこ依存問題相談機関「リカバリーサポート・ネットワーク」を設立しており、そこでは相談員による電話相談を提供していたが、2017（平成29）年以降「依存症対策」として広報が強化されている。また、本人や家族の申告による入場制限の一部店舗での導入や出玉規制の強化、あるいは従業員に講習会を受講させて「安心パチンコ・パチスロアドバイザー」という「依存防止対策の専門員」をパチンコ営業所に配置する、などの対策も取られるようになっている。

残念ながら上記対策の大半は、ギャンブル依存症の防止という点でどの程度実効性があるのか疑問符をつけざるをえない。単なる「対策を取っています」というポーズだけに終わらないためには、第三者による有効性の検証が必須であろう。

● ギャンブル等依存症対策基本法について

国会は2018（平成30）年7月、ギャンブル等依存症対策基本法を成立させた。「ギャンブル等」とは、法案の対象として公営ギャンブルのほかに、建前上は「ギャンブルではなく遊技」とされているパチンコ・パチスロも含むことを意味している。

基本法の第1条には、ギャンブルが「多重債務、貧困、虐待、自殺、犯罪などの重大な社会問題を生じさせている」と明記され、それら社会問題と密接な関係がある「アルコール、薬物」依存症対策との有機的連携も求めている（第4条）。

各種対策の立案と実施は国や地方自治体が責任を負うものの（第5〜6条, 第12〜13条）、第7条においてギャンブル関連の事業者にも協力と予防への配慮が求められることになった。

具体的な取り組みとしては、以下のようなものがあげられている。
①学校、職場、地域における啓発（第14条）。特に毎年5月14日〜20日を「ギャンブル等依存症問題啓発週間」と定めた（第10条）。

②ギャンブル関連の広告宣伝やギャンブル施設への入場管理に関する規制（第15条）

③医療や相談支援体制の整備（第16〜17条）。2019（平成31）年3月22日現在、ギャンブルに対応可能な専門医療機関は全国で29施設ある。また同年2月14日現在、31の自治体が、都道府県立の精神保健福祉センターや保健所などを中心としたギャンブル専門の相談窓口を設置している[39]。

④回復後の就労支援（第18条）

⑤民間リハビリ施設の支援（第19条）

⑥ギャンブル依存症問題に精通した人材の育成（第21条）

⑦ギャンブル依存症に関する調査研究の推進と、調査結果の3年ごとの公表（第22〜23条）

　基本法の制定はギャンブル依存症対策を考えるうえで大きな第一歩といえるが、実際には治療や相談を行う機関や専門的人材、関係機関や団体の相互連携など、いずれも現状では不足しているものばかりである。同じ依存症として共通点の多いアルコールや薬物の治療・相談機関を積極的に活用しつつ、業界団体も巻き込んでギャンブルの問題を抱えた本人や家族を早期に発見し、介入することが可能となるような包括的社会システムを構築していくことが今後の課題といえよう。

ギャンブル依存症の診断

● ギャンブル依存症の診断基準について

　2013年にアメリカ精神医学会による「精神疾患の診断・統計マニュアル」（以下DSM）が改訂された。第5版（以下DSM-5）[40]が出版されるまでは、ギャンブル依存症は「病的賭博」と呼ばれ、窃盗癖、放火癖、抜毛癖と並んで「他のどこにも分類されない衝動制御の障害」[41]に分類されていた。DSM-5になってアルコール・薬物依存症と同じ「物質関連障害および嗜癖性障害群」という新しいカテゴリーに分類され、

その下位分類である「非物質関連障害群」に唯一含まれる精神障害として、「病的賭博」ではなく「ギャンブル障害」という名称が与えられるようになった。

ギャンブル依存症がDSM-5になって分類が変更となった一番の理由は、近年の研究により、アルコール・薬物依存症と類似性が多々あることが明らかになってきたからである[42]。アルコール・薬物依存症患者もギャンブル依存症患者もともにある特定の問題行動に過度にとらわれており、行動の量も頻度も適度に制御することができず、行動の結果として心理社会的な害がもたらされている。

ギャンブルはアルコールや薬物と同様、大多数の人々に快感をもたらすが、ほかの「衝動制御の障害」に分類される放火や窃盗は、必ずしも多くの人が快感を覚える行動ではない。そしてギャンブルという行動もアルコール・薬物を摂取する行動も、どちらも当初は快感という「正の強化」を受けている。ところが、進行してくるとどちらも快感というよりは、依存症的な行動をしないことにともなう不快に対処するため、快感をもはや覚えることがないにもかかわらず強迫的に特定の行動を繰り返すことになる。

神経生物学的にも、ギャンブル依存症とアルコール・薬物依存症はともに腹側被蓋野から前頭前野に至る回路の異常が想定されており、報酬刺激に対する選択的な感受性の違い（依存対象以外の刺激には低反応で、依存対象に過度に反応するパターン）を示すことも共通している。

最近では、ギャンブル依存症患者のリスクの取り方が認知的に柔軟ではなく、リスクを本来取る必要がない状況でも、不必要なリスクを取る行動に出てしまうこと、そしてその背景として背外側前頭前野と内側前頭前野の結合が弱いことが指摘されている[43]。

精神医学の診断基準には、医学論文や学会での発表の際に用いられることの多いDSMのほか、世界保健機関（以下WHO）が定めた国際疾病分類（以下ICD）もある。わが国では、ICDは主に各種診断書や行政文書、国の統計などで頻用されている。DSM-5におけるギャンブル依存症の分類変更を受けて、2018（平成30）年6月に公表された

第 11 版 [44]（以下 ICD-11）では病的賭博がやはり「ギャンブル症」と名称を変え、アルコール・薬物依存症と同じカテゴリーに分類されることになった（注：ICD-11 では DSM-5 よりさらに一歩踏み込んで、ギャンブルのみならずゲーム依存症も「ゲーム症」という名称で同じ依存症カテゴリーに分類されている）。

● ギャンブル依存症の診断の実際

DSM-5 では、過去 12 か月以内に 9 つの診断項目のうち、4 つ以上を満たすことが求められる。9 つの診断項目の内訳は、以前よりギャンブルに使う掛け金の額が増えていること（項目1）や、ギャンブル行動の中断や中止によって焦燥感が生じること（項目2）、ギャンブルを制限しようとしたり、中止しようとしたりする試みがくり返し失敗に終わっていること（項目3）、そして行動の結果として生活上の何らかのトラブルを抱えていること（項目8）など、アルコールや薬物の依存症と類似点も多い。注目すべきは、アルコール・薬物の場合と同様に、具体的な賭け金の「額」や、ギャンブルの「頻度」「時間」などが、特定の数字によって規定されているわけではなく、非常に抽象的かつ漠然とした定義しかなされていない点にある。何をもって「生活上のトラブル」とみなすのかも規定されておらず、実際に診断を行う精神科医の文化的価値判断に委ねられている。

他方、ギャンブルのことばかり考えてとらわれていること（項目4）、苦痛の気分がギャンブルの引き金となること（項目5）や、損失を取り戻そうとして再びギャンブルに手を出すこと（項目6）、嘘をつき（項目7）、借金を周囲に依頼すること（項目9）、などといった項目はギャンブル依存症で初めて採用されたものである。

最後に、除外診断項目として、ギャンブル行動が双極性障害（いわゆる躁うつ病）の躁状態で行われているわけではないことを求めている。

なお、DSM-5 では該当する診断項目数が 4 〜 5 個なら軽症、6 〜 7 個なら中等度、8 〜 9 個なら重度、といった形式で重症度を分類して

いる。

実際の診察場面では、精神科医は主として問診を通して本人（ならびに可能な限り本人の普段の様子をよく知る家族など）からこれまでの病歴と最近の生活状況を確認し、上述した9項目にどの程度該当するか、そして躁状態に（場合によっては頭部画像検査や血液検査等も行って脳腫瘍などの脳器質性病変や、甲状腺ホルモン異常など身体疾患にともなう精神症状にも）該当するか否かを判断し、診断を下すことになる。

一方ICD-11ではより大まかに、「時間や頻度、金額などをコントロールできない状態」で、「ギャンブル最優先の生活」を送り、「生活上のトラブルが起きていても行動の頻度が減らない」、といった症状が過去12か月以内に認められ、本人の社会生活に重大な障害をもたらしていることを条件としている[45]。

DSM-5と異なり、ICD-11ではギャンブル障害の下位分類として「主にオフライン」（つまりギャンブルがインターネット上で行われず、リアルなトランプ、ルーレット、ゲーム機上などで行われる病態）と、「主としてオンライン」（ギャンブルが主としてインターネット上で行われている病態）、「特定されないもの」（ギャンブルがリアルな世界でもインターネット上でも行われ、どちらか一方に分類できない病態）の3種類が定義されている。

ギャンブル依存症の疫学と精神病理

● ギャンブル依存症の有病率

厚生労働省が2017（平成29）年9月に発表したギャンブル等依存症に関する全国調査[46]の結果によれば、ギャンブル依存症の簡易スクリーニングテストであるSOGS（South Oaks Gambling Screen）[47]で5点以上を示し、過去1年以内に「ギャンブル依存症の疑いあり」とされた人の割合は0.8％（全国で推定約70万人）とされている。同じSOGSを用いた調査で過去1年以内の有病率を国際比較したもの[48]を表1-2に示す。

表 1-2　SOGS/SOGS-R による過去 1 年間の問題ギャンブル有病率

	調査年	調査者	調査対象者数	有病率
アメリカ ネバダ州	2002	Volberg	2,200	3.5%
オーストラリア	1999	Productivity Commission	10,525	2.1%
アメリカ 全国	2000	Welte ら	2,638	1.9%
イギリス	1999	NatCen Social Research	7,770	1.1%
スイス	2000	Bondolfi ら	2,526	0.8%
日本	2017	松下ら	4,685	0.8%
スウェーデン	1990	Kuhlhorn ら	5,042	0.2%

出典：Wiebe&Volberg., Problem Gambling Prevalence Research: A Critical Overview, 2007 および松下ら「国内のギャンブル等依存に関する疫学調査（全国調査結果の中間とりまとめ）」2017

　なお、Slutske[49]によればギャンブル依存症患者のおよそ 3 人に 1 人は未治療のまま自然に診断基準を満たさないレベルに改善してしまっており、すべてのギャンブル依存症患者が慢性で持続的な症状経過をたどるわけではないことが明らかになっている。したがって Wiebe ら[50]が指摘しているように、「生涯」有病率は症状が変遷しがちなギャンブル依存症の病態を正確に表現しているとは言い難い。また、ギャンブル問題を評価するさまざまな尺度のなかでも SOGS はほかの尺度より数値が高めに出やすい。そのため本稿での比較に当たっては、SOGS/ 改訂 SOGS（SOGS-R）を用いて調査された「過去 1 年以内の」有病率に限定した。

　世界的に見ると、ギャンブルの「聖地」ラスベガスを抱えるアメリカ・ネバダ州が 3.5％と突出して有病率が高い。日本の場合、上述したように、世界最大のギャンブル用ゲーム機を抱えているパチンコ・

パチスロ大国であることを考慮すると、0.8％という国際的に見て著しく高いとはいえない有病率はむしろ驚くべきことなのかもしれない。

● **ギャンブル依存症と犯罪**

警察庁の調べ[51]では、2017（平成29）年度の刑法犯のうち、犯行の動機原因としてパチンコ依存を挙げた者が1388人（うち女性250人）、その他ギャンブル依存は1182人（うち女性25人）であった。刑法犯の罪種の中では窃盗犯が、パチンコ依存では1085人（約85％）、その他ギャンブル依存でも912人（約77％）と大半を占めていることを見ても、ギャンブルによって貧困に陥り、窃盗行為に及んだことは明らかである。

なお、女性だけを見れば、罪種のうち窃盗犯が占める割合はパチンコ依存で45％、その他ギャンブル依存で80％とギャンブルの種類によって差異が大きく、パチンコ依存の場合、むしろ詐欺（知能犯）が50％を占めており、男性との違いが目立っている。

交通関係業過（業務上過失致死傷罪等）を除く2017（平成29）年度の刑法犯総数31万6412人中、犯行の動機にパチンコ・ギャンブル依存が該当する者の割合は合わせて0.8％であるが、「異常酩酊・精神障害又はその疑い」（つまりアルコールで錯乱状態にあるか、それ以外の精神障害が疑われる者）に該当する者の割合は0.3％、「薬物の作用」（つまり覚せい剤などの作用で興奮状態にある者）に至ってはわずか0.02％に過ぎない。薬物やアルコールの依存症患者は「犯罪を起こしやすい」という偏見をもたれることが少なくないが、実はギャンブル依存症も同程度かそれ以上に貧困と犯罪を誘発しやすい危険因子であることがそれら数字から読み取れるであろう。

● **ギャンブル依存症の病型分類**

アメリカで行われた全国規模の依存症疫学調査（NESARC）のデータを解析したNowerらは、ギャンブル依存症患者の病型を以下の3種類に分類している[52]。

クラス1：全体の50%を占める。ギャンブルの重症度も含めた精神症状は全般的に軽症で、家庭環境も3群中最も問題が少ない。男性が多い。

クラス2：全体の20%を占める。親との死別や親のアルコール・薬物乱用など、家庭環境の問題を抱える者も少なくない。気分障害あるいは不安障害の併存率が3群中最も高く、情緒は不安定である。女性が比較的多い。

クラス3：全体の30%を占め、親の離婚やアルコール・薬物乱用といった家庭環境の問題のほか、自分自身も反社会性を含めた何らかのパーソナリティ障害の併存、アルコール・薬物乱用の問題などを3群中最も多く抱えている。ギャンブル依存症の重症度も3群中最も高い。男性が多い。

クラス1は最も一般的なギャンブル依存症のケースである。表面的には家庭環境の問題は目立たず、先行するほかの精神症状も乏しい。そのためどちらかというと医療より、先に法律相談や行政窓口の方につながりやすい。患者自身はギャンブルのことを単なる長年の習慣としか見なしていないが、徐々に行動の条件づけが進み、リスクの認知にも歪みが生じていく。途中からさまざまなストレス要因が引き金となって精神症状を発症することもあるが、入院が必要となるほど重症化することは稀である。幅広い年代の男性患者層が想定される。

クラス2の典型例は、親との死別など何らかの生きづらい家庭環境で成育し、先に境界性パーソナリティ障害やうつ病、パニック障害などを発症する中年女性患者である。やがて心理的苦痛や不安から少しでも逃れようとして、自己治療的にギャンブルにはまっていく。ギャンブル依存症以外の病名で医療につながることも多い。

クラス3の患者として想定されるのは、もともと親の酒乱や暴力など、過酷な家庭環境で成育し、自らの衝動性や反社会性も高く、アルコール・薬物の乱用や離婚、粗暴行為など多彩な問題をともなう若年～中年男性ギャンブル依存症患者である。ギャンブル依存症以外の病

名で精神科救急につながるか、何らかの犯罪に絡んで警察がかかわる可能性もほかのクラスと比べると高い。医療につながっても、高い衝動性のために脱落しやすい。

● クロスアディクションと重複障害

クロスアディクションとは、一つの依存症（アディクション）に陥っている人が、ほかの依存症にも陥りやすい状態にあることや、実際に一つの依存症を止めた途端にほかの依存症へと移行してしまう（クロスする）ことを指す用語である。覚せい剤依存症患者が覚せい剤をやめるためにアルコールに溺れ、アルコール依存症患者が断酒後、今度はギャンブル依存症を発症する、といった病状経過は、依存症患者の治療や支援に従事したことのある人であれば誰もが必ず遭遇するエピソードである。

一方、重複障害とは、依存症患者に、依存症とは異なるほかの精神障害が合併している病状を指す。例えばギャンブル依存症患者が同時にうつ病も抱え、抗うつ薬の治療を受けたりする場合などである。

ギャンブル依存症患者のクロスアディクションと重複障害に関する比較的最近のメタ解析[53][注4]によれば、74.8％が現在何らかのほかの精神障害をもっており、なかでも気分障害（23.1％）、アルコール依存症（21.2％）、薬物依存症（7.0％）、不安障害（1.6％）の順に併存率が高かった。

ギャンブル依存症患者は経済的苦境と社会的孤立の結果、自殺に追い込まれやすいことも忘れてはならない。スウェーデンの大規模な全国調査によれば、ギャンブル依存症は一般人口と比べて自殺率が15.1倍（標準化死亡比による）であり、同じギャンブル依存症の患者でも、特に重複障害としてうつ病をもっている方が、もっていない患者と比

注4）　ある研究テーマについて、それまで行われた多数の類似した臨床研究のなかから特に無作為化比較試験など信頼性の高いものだけを抽出し、それらのデータを集めて統計学的な解析を加え、その研究テーマに関して包括的な評価を行った総説（レビュー）のことを指す。解析結果はオッズ比で表されることが多い。

べて自殺のリスクが 5.4 倍（ハザード比）にのぼるという[54]。

● ギャンブル依存症の精神病理

　ギャンブル依存症に、アルコール・薬物依存症やうつ病、不安障害などが併発しやすい要因の一つは、Jauregui ら[55]が指摘しているように、それらの精神障害がいずれも感情調節の障害という共通の精神病理を背後に抱えているからである。このような視点が臨床上特に重要である理由は、根底にある感情調節の障害を治療的に扱わず、ただ表面的にギャンブル行動を止めることだけを目指していると、ギャンブルは止まったが、援助者や家族の気づかない裏で、今度はアルコール乱用や抑うつ状態が悪化してしまう、といった事態が起こりうるからである。

　感情調節が障害を受ける要因の一つは愛着障害である。本来われわれは誰もが愛着関係を通して「他者に感情調節してもらうことを、程度の差こそあれ、常に必要としている」[56]。しかし「発達段階における失敗」を抱えていると、「脆弱な個人は親密な愛着関係を形成する能力が不十分なまま」になってしまう。すると「感情を調節し、心の構造の欠損部分を修復」しようとして、他者ではなく、さまざまな依存症的行動に頼らざるを得なくなるのである。

　愛着障害をもたらしうる「発達段階における失敗」の代表例は、小児期の虐待やネグレクトなどといったさまざまな逆境体験である。Poole ら[57]によれば、3種類以上の小児期逆境体験を抱えた患者は、まったく抱えていない患者と比較して、ギャンブル依存症を発症するリスクが3倍になるという。しかも、逆境体験がギャンブル依存症の発症をもたらすのは、感情調節の障害が媒介因子になっていたからであった。

　わが国では、ギャンブル依存症患者が抱える小児期逆境体験の調査研究は皆無に近いため、参考までに筆者が勤務する依存症外来で実施した初診時生育歴調査の結果を表 1-3 に示す。

　DSM-5 に基づいてギャンブル障害と診断された患者 46 名（うち女性

第 1 章　ギャンブル依存症の「いま」を知る

表 1-3　神奈川県立精神医療センター依存症外来における生育歴調査

15 歳までの逆境体験	ギャンブル n=46	アルコール n=743
逆境体験ゼロ＊	7.0%	19.8%
慢性身体疾患で 1 年以上通院	23.3%	12.9%
学校の勉強について行けない	44.2%	30.9%
学校でいじめ被害＊	58.1%	28.8%
学校を 1 か月以上欠席	16.3%	9.6%
補導歴あり	27.9%	0.6%
厳しいしつけ＊	46.5%	29.2%
過剰な親からの期待＊	32.6%	19.5%
家族の慢性身体疾患	23.3%	17.0%
家族の慢性精神疾患	11.6%	9.6%
家族の物質乱用	20.9%	33.9%
極度の貧困	7.0%	9.4%
養育放棄	2.3%	4.4%
身体的虐待	7.0%	12.2%
心理的虐待	32.6%	27.8%
性的虐待	0%	1.3%
親との離別	23.3%	22.4%
同居家族の自殺	2.3%	2.4%
該当逆境数（平均）＊	3.8 ± 2.6	2.9 ± 2.7

＊ $p<0.05$　　調査期間：2013 年 11 月〜 2018 年 10 月まで

9 名）の平均年齢は 39.1 ± 12 歳で、対比のため呈示したアルコール依存症患者 743 名（うち女性 183 名）の平均年齢は 49.4 ± 11.3 歳である。初診患者に 15 歳までのさまざまな逆境体験を自記式アンケートで回答してもらったところ、ギャンブルの方が平均 3.8 個と比較的生きづらさを数多く抱えており、特に学校でのいじめや自宅での厳しいしつけを生きのびてきた者がアルコールより多かった。

　同じ初診患者に、信頼感尺度[58]とストレス対処能力を反映する首尾一貫尺度（Sense of Coherence：以下 SOC）[59]に回答してもらった（いずれも自記式）。するとギャンブルとアルコールの患者の「自己への信頼」

点数はそれぞれ平均 12.5 ± 3.6 と 13.7 ± 3.8、「他者への信頼」点数は 13.3 ± 3.6 と 14.7 ± 3.7 で、いずれもギャンブルの方が統計学的に有意に低く、SOC の総得点（すなわち全般的なストレス対処能力）も 46.5 ± 12.2 と 51.0 ± 13.8 とギャンブルの方が有意に低かった（いずれも $p<0.05$）。

　さらにギャンブル依存症患者（n=46）だけを対象に逆境体験の項目数の多さと上記自記式評価尺度との相関を見たところ、自己への信頼点数（$r=-.328$）、他者への信頼点数（$r=-.443$）、そして SOC の総得点（$r=-.349$）といずれも有意な負の相関を示した（$p<0.05$）。つまり、15 歳までの生きづらさを数多く抱えているギャンブル依存症の患者ほど、それだけ自分や他者に対する不信感が強く、ストレス対処能力も低い、という結果が得られた。自分自身に対して不安を抱え、他者を頼れない人が、強いストレスに曝露された際、心理的に孤立しているがために、負の感情を調節しようとして他者ではなく、ギャンブルという依存症的な単独行動に頼ってしまうことは、何ら不思議なことではないのである [60]。

　心理的孤立の程度は、現在進行形のギャンブル依存症患者の疫学データからも読み取ることができる。日工組社会安全研究財団が発表した「パチンコ・パチスロ遊技障害全国調査」の報告書 [61] によれば、パチンコ・パチスロ遊技障害測定尺度（PPDS）[62] で 61 点以上を示し、直近 1 年間にギャンブル障害を有していたおそれのある対象者は全調査対象者 5060 人中 21 名（0.4%）であった。その 9 割が男性で、年代別では 20 代と 40 代が多かった。最終学歴は高校で、4 割弱に離婚歴があり、個人年収が 300 万円未満の者が最も多かった。また、55% にギャンブルに関連した借金を認め、9 割が週 1 回以上パチンコ・パチスロを経験しており、ストレス解消行動もパチンコ・パチスロ以外では飲酒、タバコ、スマホやインターネット閲覧、ゲームなど、いずれも他者との交流のない単独行動が目立った。逆にペットと過ごすことや、映画やコンサート、運動などは「しなかった」と回答する割合が 52 ～ 76% と多かったという。

ギャンブル依存症の治療

● 治療に関するエビデンスと現状

　詳細は第2部第3章に譲るが、基本的にはアルコール・薬物依存症の治療において有効な各種心理療法が、ギャンブル依存症の治療においても適応となる。Petry ら[63]による最近の系統的文献レビューによれば、治療に対する動機づけの高い患者の場合、6～8回の認知行動療法への参加か、動機づけ面接のセッションを組み合わせたワークブックによる自習が推奨されている。ただし動機づけに乏しい患者の場合、それらの治療を提供しようとしても脱落率が高いため、患者が自らのギャンブル行動に関して振り返る機会を提供するだけの、最小限の介入でも十分な可能性があるという。

　実際、わが国でギャンブル依存症の治療を提供している専門的な精神科医療機関では、しばしば動機づけ面接法の技法を織り交ぜた個別のカウンセリング（精神療法）のほかに、ギャンブルの引き金を学び、欲求に適切に対処できるようになることを目指す（個人または集団）認知行動療法や心理教育のプログラムを提供することが治療の主流である。不眠や不安、抑うつ気分が目立つ一部の患者には、対症療法的に精神科薬物療法も提供する。

　現在のところ、アルコールや薬物依存症と同様に「ギャンブル依存症そのものを治す薬」なるものは存在しない。抗うつ薬や抗てんかん薬、抗精神病薬、オピオイド拮抗薬などに関する無作為化比較試験（以下RCT）がこれまで多数行われてきたが、いずれも偽薬（プラセボ）と差がないか、あっても効果はさほど大きくないという結果に終わっている[64]。ギャンブル依存症患者は心理療法と薬物療法のどちらにおいてもRCTからの脱落率が比較的高く、そのため有効性の検証が一層困難になっている。

　従来、ギャンブル依存症の治療目標は「完全にギャンブル行動を止めること」におかれてきた。しかし実際の治療現場ではアルコール・

薬物依存症の場合と同様、短期間の介入で依存症的行動を長期間安定して断ち切ることは困難であり、治療期間中の再発は必発といってよい。

アルコール・薬物依存症の治療では、経過中の再発を「治療の失敗」とはとらえず、すぐに断酒断薬できなくても、患者が抱えている害を減らし（ハームリダクション）、治療から脱落しないように支援することを重視する考え方が既に主流になっている[65]。

ギャンブル依存症の治療においても、本人の動機づけが浅い場合、ただちにギャンブルを完全に断ち切ることを要求すると、治療の場から脱落するリスクが高まってしまう。そのため「断ギャンブル」治療に対して本人の同意が得られない場合、ギャンブルにともなう害を減らし、節度あるギャンブルを目指すことを当面の治療目標とすることも検討すべきである。このような「節度あるギャンブル」治療の有効性について、海外では報告例が複数存在している[66～68]。

● 自助グループについて

アルコールや薬物依存症の場合と同様に、心身の状態が落ち着き、初期の疾病教育プログラムや認知行動療法を終えた後は、中長期的な病状安定と再発防止対策が課題となる。そのためには、「12ステップ」と呼ばれるプログラムに基づいた自助グループへの参加を患者に勧めることが多い。ただし本人の動機づけがまだ浅い場合は参加を強要せず、外来通院を続けてもらいながらタイミングを待つ方がよい。依存症的行動以外に目立った精神症状が無い患者の場合、医療機関を受診することなく、先に自助グループにつながってそのまま回復するケースもありうる。

ギャンブル依存症の自助グループは「ギャンブラーズ・アノニマス」（以下GA）[69]である。基本的に都市部を中心に、日本全国各地で数名～数十名程度が参加するミーティングが開催されており、無料かつ予約無しで参加可能である。

会場には同じギャンブルの問題に悩む人たちが集い、お互いアノニ

マス・ネーム※で呼び合いながら、ギャンブルに関連したテーマを決めて、一人ひとり順番に自らの体験や思いを正直に語っていく。誰かが話している時には、ほかのメンバーたちは口をはさんではいけない「言いっぱなし聞きっぱなし」がミーティングのルールである。GAへの参加によって心理的孤立は改善し、ギャンブル欲求が亢進した際にも、ミーティングに顔を出して仲間たちに支えてもらうことで依存症の再発を防ぐことが可能となる。

　GAミーティングは夜間に地域の公民館や教会などを借りて開催されていることが多い。そのため日中就労しておらず、昼間何もやることがない患者は、時間を持て余してギャンブルに走ってしまうこともある。その場合、GAだけでなく、地域にギャンブル依存症患者を受け入れてくれる依存症リハビリ施設があれば、そこに日中定期的に通所することを勧めてみる。本人が嫌がる場合や、依存症専門の施設が近隣にない場合は、依存症以外の精神障害者を対象としたデイケアや作業所等に通所してもらう、という選択肢もある。通所ではギャンブル行動が止まらない場合、ナイトケア（入寮施設）を併設している依存症リハビリ施設に入寮することを勧め、およそ1年程度集中的なリハビリを行ってもらうこともありうる。当然のことながら入寮に対する本人の心理的抵抗感は強く、何度も通所で再発を繰り返し、本人の困り感が高まることで、ようやく実現することが多い。

　本人のみならず、同居家族の相談にも応じることは重要である。本人のギャンブル行動によって生じた借金を絶対に肩代わりしないことや、患者との適切なコミュニケーションの取り方について、個別相談で助言を行ったり、家族教室の場を提供したりすることが多い。必要に応じてギャンブル依存症の家族だけを対象とした自助グループ「ギャマノン」[70]を紹介したりすることもある。本人や家族に対してギャンブル依存症に関する啓蒙書や一般向け解説本（本章末尾の参考図書を参照）を勧めることも疾病教育につながるであろう。

※　巻末の用語解説を参照。

おわりに

　依存症は慢性疾患である。肺炎のような、薬物療法で原因を除去してしまえば、比較的短期間で治癒していく病ではなく、むしろ糖尿病に似て、遺伝的な「発症しやすさ」と、日々の生活のなかでのある種の「習慣」が蓄積していく過程で、年単位で病状が少しずつ進行し、ある日「症状」として表面化する。アルコールや薬物の依存症の場合、それら「有害物質」が脳に到達し、「脳がおかしくなっていく」という説明の仕方がなじみやすかった。ギャンブルのような行動の依存症の場合、脳に悪影響を与える生物学的なメカニズムを説明することは、物質の依存症ほど容易ではない。

　ギャンブル以外にも、ゲーム、自傷行為、過食嘔吐、性的逸脱など、臨床現場では多様な行動の依存症を見ることが多い。それら依存症はすべて脳の異常が「原因」であって、その異常を何らかの方法で正常化してあげれば、二度とそのような行動を取らなくなるのだろうか。だとしたら断酒を達成した患者が、今度は主治医や家族に隠れてギャンブル依存症に移行してしまうクロスアディクションという現象は、どう説明すればよいのだろうか。未治療のまま自然と依存症が止まってしまう人たちの脳には、何が起きているのだろうか。脳の異常は「原因」なのではなく、むしろ患者の遺伝的素因と患者を取り巻く環境因子との相互作用によって引き起こされた「結果」なのではないだろうか。

　少なくとも先進国においては世界中どこでも、依存症に対する治療の中心といえば、心理カウンセリングや通所または入寮型リハビリ施設における個人・集団療法、あるいは自助グループである。それらの治療はどれも、依存症が悪化していた時の環境を変えて、患者が以前とは異なる人々と出会い、新しいコミュニケーションと対人関係のパターンを習得していくことを促していくものであり、まさに環境因子を介して脳にはたらきかける治療法にほかならない。

　他者との関係性において何らかの生きづらさを抱え、人に頼らず、

第 1 章　ギャンブル依存症の「いま」を知る

依存症的行動に頼って生きのびてきた患者たちは、やはり他者との関係性を通してしか回復できない。だからこそ、依存症は「人間的な、あまりに人間的な」病なのである。

【文献】

1)　ドストエフスキー, 原卓也訳『賭博者』新潮社, p.310, 1979.
2)　Encyclopaedia Britannica, "Gambling"　https://www.britannica.com/topic/gambling
3)　Schwartz, D.G., *Roll the Bones ： The History of Gambling（Casino Edition）*, Winchester Books, Las Vegas, 2013.
4)　NHK 政治マガジン「ギャンブル大国、日本―"IR"の光と影」　https://www.nhk.or.jp/politics/articles/feature/1136.html
5)　農林水産省「競馬の概況」　http://www.maff.go.jp/j/chikusan/keiba/lin/attach/pdf/index-53.pdf
6)　日本中央競馬会「国庫納付金」　http://jra.jp/social/kokkonoufu/
7)　日本中央競馬会「売得金額・総参加人数」　http://company.jra.jp/0000/gaiyo/g_22/g_22_01.pdf
8)　国土交通省「海事レポート 2018」第 2 部第 6 章モーターボート競走　http://www.mlit.go.jp/maritime/maritime_tk1_000072.html
9)　公益財団法人 JKA「競輪の沿革」　https://www.keirin-autorace.or.jp/about/keirinhistory.html
10)　経済産業省製造産業局車両室「競輪・オートレースを巡る最近の状況について」（平成 30 年 5 月 14 日）　https://www.meti.go.jp/shingikai/sankoshin/seizo_sangyo/sharyo_kyogi/pdf/010_01_00.pdf
11)　公益財団法人 JKA「オートレースの沿革」　https://www.keirin-autorace.or.jp/about/autoracehistory.html
12)　全国自治宝くじ事務協議会「宝くじの歴史」　https://www.takarakuji-official.jp/about/history/top.html
13)　全国自治宝くじ事務協議会「収益金の使い道と社会貢献広報」　https://www.takarakuji-official.jp/about/proceeds/top.html
14)　日本スポーツ振興センター「スポーツくじ（toto・BIG）について」　https://www.jpnsport.go.jp/sinko/josei/tabid/61/default.aspx
15)　日本スポーツ振興センター（平成 30 年 4 月 3 日）「News Release」　https://www.jpnsport.go.jp/sinko/Portals/0/sinko/sinko/pdf/happyou300403_3.pdf
16)　鍛冶博之「日本におけるパチンコの誕生・普及・影響」,『社会科学』44 ⑵ pp.75-104, 2014.
17)　Ziolkowski, S., "The World Count of Gaming Machines 2017", the Gaming Technologies Association, Australia, pp.6-8, 2018.　http://gamingta.com/wp-content/uploads/2018/08/World_Count_2017.pdf
18)　警察庁生活安全局保安課「平成 30 年における風俗営業等の現状と風俗関係事犯の取締り

状況等について」平成 31 年 3 月　https://www.npa.go.jp/publications/statistics/safetylife/hoan/h30_fuzoku_jihan.pdf

19）Spectrum Gaming Group, "White Paper: Internet Gambling Developments in International Jurisdictions: Insights for Indian Nations", p.12, 2010.　https://web.archive.org/web/20120324092325/http://www.indiangaming.org/info/alerts/Spectrum-Internet-Paper.pdf

20）警察庁「平成 18 年の犯罪情勢」p.87, 平成 19 年 5 月　https://www.npa.go.jp/archive/toukei/seianki/h18/h18hanzaizyousei.pdf

21）千葉日報 2016 年 2 月 16 日　http://www.chibanippo.co.jp/news/national/304724（注 2019 年 2 月 16 日アクセス）

22）弁護士ドットコムニュース「オンラインカジノの客、全国初の逮捕『海外サイト』なのに摘発されたのはなぜ？」　https://www.bengo4.com/c_23/n_4471/

23）警察庁「統計資料 2 － 20　ゲーム機等を使用した賭博事犯の検挙状況の推移（平成 25 ～ 29 年）」『平成 30 年警察白書』　https://www.npa.go.jp/hakusyo/h30/toukei/02/20.xlsx

24）Kim H.S., Wohl M.J.A., Salmon M.M., et al., "Do Social Casino Gamers Migrate to Online Gambling? An Assessment of Migration Rate and Potential Predictors", J Gambl Stud 31⑷, 1819-1831, 2015.

25）消費者庁「オンラインゲームの『コンプガチャ』と景品表示法の景品規制について」平成24年5月18日　https://www.caa.go.jp/policies/policy/representation/fair_labeling/guideline/pdf/120518premiums_1.pdf

26）日本オンラインゲーム協会「オンラインゲームにおけるビジネスモデルの企画設計および運用ガイドライン」2012 年 7 月 26 日　https://japanonlinegame.org/wp-content/uploads/2017/06/business_method_guideline_2016.pdf

27）日本オンラインゲーム協会「市場調査レポート 2016 抜粋」　https://japanonlinegame.org/wp-content/uploads/2017/06/334212da41bc715075d661c9b4fcf501.pdf

28）独立行政法人国民生活センター「各種相談の件数や動向・オンラインゲーム」　http://www.kokusen.go.jp/soudan_topics/data/game.html

29）中條辰哉「マーケティングツールとしてのソーシャルカジノの可能性」, IR・ゲーミング学会ニューズレター No.31, p.15, 2015.　http://www.jirg.org/wp-content/themes/jirg/newsletter/download/newsletter_031.php

30）United Kingdom Gambling Commission, "Declaration of gambling regulators on their concerns related to the blurring of lines between gambling and gaming," 17 Sep 2018.　https://www.gamblingcommission.gov.uk/PDF/International-gaming-and-gambling-declaration-2018.pdf

31）中條辰哉「eSports」IR・ゲーミング学会ニューズレター No.37, p.17, 2018.　http://www.jirg.org/wp-content/themes/jirg/newsletter/download/newsletter_037.php

32）Brookhaven National Laboratory, "The First Video Game?"　https://www.bnl.gov/about/history/firstvideo.php

33）Larch, F., "The History of the Origin of eSports", ISPO.com　https://www.ispo.com/en/markets/history-origin-esports

34）Heitner, D., "Multi-Million Dollar Big Data Deal Paves The Way For Esports Betting", Forbes, Nov 17, 2016.　https://www.forbes.com/sites/darrenheitner/2016/11/17/multi-million-dollar-big-data-deal-paves-the-way-for-esports-betting/#78b41f20d452

35）Crystal, E. & Smith, J., "eSports Betting：The Past and Future", SCCG Management, pp.30-33, Sep 2017.　http://esportsentertainmentgroup.com/wp-content/uploads/2018/04/eSportsBetting-ThePastandFuturev3.pdf

36）日本 e スポーツ連合オフィシャルサイト「e スポーツとは」　https://jesu.or.jp/contents/about_esports/

37）Dickerson, M. & O'Connor J., Gambling as an Addictive Behaviour：Impaired Control, Harm

Minimization, Treatment and Prevention, Cambridge Univ Press, NY, pp.124-137, 2006.

38) ギャンブル等依存症対策推進関係閣僚会議「ギャンブル等依存症対策の強化について」平成29年8月29日　https://www.kantei.go.jp/jp/singi/gambling_addiction/pdf/gambling_addiction_honbun.pdf

39) 依存症対策全国センター「全国の相談窓口・医療機関を探す」　https://www.ncasa-japan.jp/you-do/treatment/treatment-map/

40) 日本精神神経学会　日本語版用語監修，髙橋三郎・大野裕監訳，染矢俊幸・神庭重信・尾崎紀夫ほか訳『DSM-5 精神疾患の分類と診断の手引』，医学書院，2014.（American Psychiatric Association, *Desk Reference to the Diagnostic Criteria from DSM-5,* American Psychiatric Association, 2013.）

41) 髙橋三郎・大野裕・染矢俊幸訳『DSM-Ⅳ-TR 精神疾患の分類と診断の手引（新訂版）』，医学書院，2003.（American Psychiatric Association, *Quick Reference to the Diagnostic Criteria from DSM-Ⅳ-TR,* American Psychiatric Association, 2000.）

42) Fauth-Buehler, M., Mann, K., Potenza, M.N., "Pathological gambling: a review of the neurobiological evidence relevant for its classification as an addictive disorder", *Addict Biol* 22（4）, 885-897, 2017.

43) Fujimoto, A., Tsurumi, K., Kawada, R., et al., "Deficit of state-dependent risk attitude modulation in gambling disorder", *Transl Psychiatry* 7（4）:e1085, 2017 Apr 4.　https://www.nature.com/articles/tp201755

44) WHO, ICD-11 for Mortality and Morbidity Statistics　https://icd.who.int/browse11/l-m/en

45) WHO, ICD-11 "6C50 Gambling Disorder"　https://icd.who.int/browse11/l-m/en#/http%3a%2f%2fid.who.int%2ficd%2fentity%2f1041487064

46) 国立病院機構久里浜医療センター「国内のギャンブル等依存に関する疫学調査（全国調査結果の中間とりまとめ）」「ギャンブル障害の疫学調査、生物学的評価、医療・福祉・社会的支援のありかたについての研究」国立研究開発法人日本医療研究開発機構，平成 29 年 9 月 29 日

47) 木戸盛年，嶋崎恒雄「修正日本語版 South Oaks Gambling Screen（SOGS）の信頼性・妥当性の検討」，『心理学研究』77（6）pp.547-552, 2007.

48) Wiebe, J.&Volberg, R.A., "Problem Gambling Prevalence Research: A Critical Overview", pp.34-35, Dec 2007.　https://www.toronto.ca/legdocs/mmis/2013/hl/comm/communicationfile-34523.pdf

49) Slutske, W.S., "Natural Recovery and Treatment-Seeking in Pathological Gambling: Results of Two U.S. National Surveys", *Am J Psychiatry*, 163（2）, 297-302, 2006.

50) 48）に同じ，pp.4-6

51) 警察庁「犯罪統計書　平成 29 年の犯罪」, p.280, 平成 30 年 9 月 20 日　https://www.npa.go.jp/toukei/soubunkan/h29/pdf/H29_ALL.pdf

52) Nower, L., Martins, S.S., Lin, K-H., et al., "Subtypes of Disordered Gamblers: Results from the National Epidemiologic Survey on Alcohol and Related Conditions（NESARC）", *Addiction* 108（4）, 789-798, 2013.

53) Dowling, N.A., Cowlishaw, S., Jackson, A.C. et al., "Prevalence of psychiatric co-morbidity in treatment-seeking problem gamblers: A systematic review and meta-analysis", *Aust N Z J Psychiatry*, 49（6）, 519-539, 2015.

54) Karlsson, A. and Hakansson, A., "Gambling disorder, increased mortality, suicidality, and associated comorbidity: A longitudinal nationwide register study", *J Behav Addict* 7（4）, 1091-1099, 2018.

55) Jauregui, P., Estevez, A., and Urbiola, I., "Pathological gambling and associated drug and alcohol abuse, emotion regulation, and anxious-depressive symptomatology", *J Behav Addict* 5（2）, 251-260, 2016.

56) P.J. フローレス，小林桜児・板橋登子・西村康平訳『愛着障害としてのアディクション』p.126, 日本評論社，2019.

57) Poole, J.C., Kim, H.S., Dobson, K.S., et al., "Adverse Childhood Experiences and Disordered

Gambling: Assessing the Mediating Role of Emotion Dysregulation", *J Gambl Stud* 33 ⑷, 1187-1200, 2017.

58) 天貝由美子「中・高校生における心理的距離と信頼感の関係」『カウンセリング研究』29, pp.130-134, 1996.

59) Antonovsky, A., Unraveling the Mystery of Health: How People Manage Stress and Stay Well., Jossey-Bass Pub., San Francisco, 1987.

60) 小林桜児『人を信じられない病――信頼障害としてのアディクション』日本評論社, 2016.

61) パチンコ・パチスロ遊技障害研究会「パチンコ・パチスロ遊技障害全国調査　調査報告書」日工組社会安全研究財団, p.96, 2018.

62) 秋山久美子、祥雲晴代、坂元章ら「パチンコ・パチスロ遊技障害尺度の作成および信頼性・妥当性の検討」,『精神医学』58 ⑷, pp.307-316, 2016.

63) Petry, N.M., Ginley, M.K., Rash, C.J., "A Systematic Review of Treatments for Problem Gambling." *Psychol Addict Behav*, 31 ⑻, 951-961, 2017.

64) Nautiyal, K.M., Okuda, M., Hen, R., et al., "Gambling disorder: an integrative review of animal and human studies", *Ann NY Acad Sci* 1395 ⑴, 106-127, 2017.

65) Mckay, J.R., "Treating Substance Use Disorders with Adaptive Continuing Care", *APA*, Washington D.C., 2009.

66) Ladouceur, R., "Controlled gambling for pathological gamblers", *J Gambl Stud* 21 ⑴, 49-59, 2005.

67) Dowling, N., Smith, D., Thomas, T., "A preliminary investigation of abstinence and controlled gambling as self-selected goals of treatment for female pathological gambling", *J Gambl Stud* 25 ⑵, 201-214, 2009.

68) Ladouceur, R., Lachance, S., Fournier, P.M., "Is control a viable goal in the treatment of pathological gambling?" *Behav Res Ther* 47 ⑶, 189-197, 2009.

69) GA 日本インフォメーションセンター　http://www.gajapan.jp/

70) 一般社団法人ギャマノン日本サービスオフィス　http://www.gam-anon.jp/

【 参 考 図 書 】

- 田辺等『ギャンブル依存症』NHK 出版, 2002.
- 蒲生祐司『よくわかるギャンブル障害――本人のせいにしない回復・支援』星和書店, 2017.
- 樋口進『ギャンブル依存症から抜け出す本』講談社, 2019.
- 稲村厚『ギャンブル依存と生きる――家族、支援者と生きづらさを乗り越えるために』彩流社, 2016.
- 田中紀子『ギャンブル依存症』角川書店, 2015.
- Ladouceur & Lachance, 椎名明大・長谷川直・伊豫雅臣訳『ギャンブル障害の治療：患者さん向けワークブック――認知行動療法によるアプローチ』星和書店, 2015.
- アスクヒューマンケア出版部編『ギャンブル依存症 回復のガイド――家族はどうしたら？借金問題への対応は？』アスクヒューマンケア, 2018.

第2章

もう一人の当事者

吉岡 隆

依存症は自己治療

　家族のあなたは、本人のギャンブル問題が世間に知られないように細心の注意を払ったり、何度も本人の借金を肩代わりしたり、本人にお金を盗まれないように預金通帳を持ってお風呂に入ったり…特異な経験をたくさんしてきたことだろう。

　しかし、こうした道をたどってきたのはあなただけではない。依存症は家族を巻き込む病気なので、どの家族も似たような行動をすることになる。しかも、この病気は進行性なので、症状を互いに増悪させていく。だから、どちらかが加害者で、どちらかが被害者だというものでもない。

　ギャンブル問題で深く傷ついてきたあなたは、「そうは言われても、やはり問題は本人にある」と考えるかもしれない。しかし、売られた喧嘩を買わなければ喧嘩にはならないし、喧嘩両成敗という言葉もあるように、人間関係で問題が生じればフィフティ・フィフティが基本になる。

　ギャンブル依存症者に病気になった責任を求めても意味がない。病気になりたくて病気になる人はいないからだ。あるいは家族間で「犯人捜し」をすることも徒労に終わるだけだ。だが、それぞれが回復プログラムに取り組めば解決は見えてくる。

12ステップ※のステップ2には、「自分を超えた大きな力が私たちを健康な心に戻してくれると信じるようになった」と書かれている。「健康な心」の原文は「正気（sanity）」だが、筆者の経験から言えば、依存症者に共通することの一つは、価値観が狂っていることである。

依存症者は、自分の依存対象への投資には際限がない。ところが、依存症から回復するための時間やお金を使うことには、驚くほど吝嗇家になる。それは家族も同じで、何度も何度も多額の借金の返済に奔走しても、家族自身の回復に使うべき時間やお金は惜しむ傾向がある。

こうしたことは、何の依存症者も自分の命と引き換えに依存対象を使ってきたのだから、やむを得ないことではあった。しかし、依存症は「再生か死の病気」なので、「救急救命士」がいつ「殺し屋」に姿を変えるかわからない。もはや一刻の猶予もないのだ。

依存症とは、依存対象にとらわれて社会生活が破綻する病気のことである。「死」というのは、生物学的な死だけではない。精神的な死もあれば、社会的な死もある。なかでも最も深刻な死は霊的な死である。「生きる意味を失う死」と言い換えてもよいだろう。

依存症は、自己治療の病でもある。依存症者にとって依存対象は「自己治療薬」となる。ギャンブル依存症者にとってはギャンブルが「自己治療薬」となって、怒りや悲しみ、不安や寂しさなどの否定的感情を麻痺させたり、鎮痛させたりしてくれたのだろう。どの依存対象を選んだかは問題ではない。症状の多様さや激しさなどに目を奪われると、本質を見損なってしまう恐れがある。否定的感情がテーマそのものかもしれないし、その奥にはさらに大きなテーマが隠されているかもしれない。それは共依存症者にもあてはまる。

※　巻末の用語解説を参照。

共依存症は世話焼き病

　「過去と他人は変えられない」と言ったのは、精神科医のエリック・バーン（Berne, E.）だが、これと「自分の人生の責任は自分にある」という言葉はカウンセリングの常套句だ。

　「平安の祈り」（266頁）も要約すれば同じになる。どんなに過酷な人生だったとしても、自分の人生の責任者は自分だ。

　だから、ギャンブル依存症者にも自分の人生に責任があるし、家族にも自分の人生に責任がある。その責任を誰かに背負わせることはできない。ところが、なぜか家族は本人の取るべき責任まで取ろうとする。そしてさまざまな尻拭いが依存症をさらに悪化させてしまう。

　もし、あなたが自分を信頼しているのなら相手のことも信頼できるはずだ。だが、あなたが世話を焼いてしまうのは、「この人には自己解決力もなければ、回復力や復元力もない」と思うからではないのか。もしそうだとしたら、そう思う根拠は一体どこにあるのだろう。

　「配偶者選択」という言葉があるが、多くの場合結婚相手は自由意思で選んだはずだ。「不幸な結婚生活だ」と嘆く前に、なぜ自分がその相手に惹かれたのかを少し考えてみよう。あなたは自分の言動に責任が取れる自立した相手よりも、未成熟で無責任な相手に魅力を感じたのではないか。

　なぜなら、そういう相手こそあなたに世話を焼く「出番」を与えてくれるからだ。その相手はあなたに「必要とされた」という束の間の満足感を与え、偽りの自己評価を高めてくれたのだろう。こうした世話を焼く技術は、自分でも気づかぬうちにどんどん磨かれてゆく。

　あなたが世話焼きをするようになったのは、配偶者や子どものギャンブル問題が発覚してからだろうか。問題行動が現れるまでには長い準備期間がある。その間に小さな症状が次第に大きくなり、やがて手に負えなくなる。源流はあなたの生育史や原家族関係にあるかもしれない。

　実はこうした世話を焼く技術も、《必要》に迫られてついたものだ

ろう。世話焼きは、あなたが生き延びるための手段だったのだ。しかし、頼まれもしないのに手出しや口出しをすれば、人間関係に支障をきたすのは当然だ。このような余計な世話焼きを共依存症と呼んでいる。

巧妙で、不可解で、強力な共依存症

カウンセリングの技法のひとつに家族療法がある。それまで患者のことは"Patient"と呼んでいたが、家族療法では"Identified Patient（IP）"と呼ぶようになった。その理由は「患者は家族のなかから選ばれた人」だと考えたためである。

つまり、4人家族であれば、患者以外の3人も患者として選ばれた可能性がある。そのため、家族全員が治療対象になる。病気になると社会生活に支障をきたす。だから、どこかを変える必要が出てくる。4人は25％ずつ自分自身を振り返る機会を与えられたのだ。

筆者がAA※と出会ったのは、40歳のころだった。定期的なミーティングへの参加で基礎知識が身についてきた。3年後には薬物依存症者の家族グループが、その3年後には援助者のグループが、さらにその2年後には性依存症者のグループが誕生した。

それから6年が過ぎたころ、やっと共依存症者のグループも仲間たちと立ち上げることができた。だが、当時を振り返ると、共依存症（Co-Dependence）のことがまったくわかっていなかった。やがて、この依存症はアルコール以上に「巧妙で、不可解で、強力」なものだと思うようになった。

アルコールや薬物ならスリップ※は自他ともに見えやすい。だが、共依存症のスリップは、しばしば相手も気づかず、本人も気づかない。共依存症者にとってスリップせずに生きることは並大抵のことではない。事実、ミーティング中のスリップを何度も目にした。

なぜ「共依存」ではなく、「共依存症」なのか

　この言葉に対する社会的関心が広まっていくうちに、この言葉を使う人はそれぞれ別の意味合いで使っていることがわかってきた。ある人は依存症者とその家族といった2人の関係に使っており、別のある人は個人を指して使っていた。もちろんこれは「二者関係」ではなく「個人の病理」である。誤解を生じさせないためには「症」をつけた方がよい。

　子どものころに「棒倒し」という遊びをしたことがある人は多いと思う。あの遊びは、まさに依存症者と共依存症者の関係をシンボリックに表している。「棒」が依存症者なら、「棒を支えている砂」が共依存症者である。周りの砂を少しずつ取り除いてゆけば、「棒」は立っていられずに倒れてしまう。つまり、依存症者は自分の問題に直面せざるを得なくなる。

　それでも、共依存症を理解するのは容易なことではない。共依存症は「愛情という名の支配」「恋愛嗜癖」「自己喪失の病」「偽りの愛」等々、さまざまに表現される。筆者が「世話焼き病」とか「傲慢病」といった表現をするのは、他人をコントロールして低いセルフエスティーム（自己肯定感）を高めようとする病気だからだ。

　共依存症者は、相手に自己解決能力や回復力や復元力があることを信じていない。それは、自己不信の裏返しでもある。もちろん、待つことができない。余計な手出しや口出しをしたがる一方で、本当にすべきことはやろうとしない。それが共依存症者だ。

　そんなことを続けていれば、人間関係を築けないどころか、壊してしまうのは当然のことだろう。良質の人間関係を築きたいのなら、プログラムを使って共依存症の問題にきちんと向き合うことだ。自分の課題が見つかったら、「病気」を「恵み」と思えるかもしれない。

境界（ボーダーライン）

　共依存症者の抱える大きな問題のひとつが「境界」だ。「境界」とは、自分と他人とを区別する境目のことだが、「境界」にもさまざまなものがある。例えば、相手の感情と自分の感情との間にしっかりと「境界」を引ければ、巻き込んだり巻き込まれたりすることはない。

　自分が負うべき責任と、相手が負うべき責任との間にも境界があれば、無用なトラブルは避けられるだろう。性や身体の場合にも「境界」は必要だが、ギャンブル問題ではとりわけ「持ち物や金銭」に対するしっかりとした「境界」を引かねばならない。

　共依存症者の場合には、この「境界」があやふやなので、それが「必要な手助け」なのか「余計な手助け」なのかを見分けられない。共依存症者の相互援助グループ※であるCoDAのポスターには、こんな言葉が書かれている。「その手助けは、本当に必要ですか？」。片足で立っているフラミンゴに「疲れるでしょう」と椅子を差し出している冒険少年の絵柄だ。筆者は「命にかかわる問題かどうか」というところにラインを引き、多少の擦り傷や切り傷には目をつむることにしている。「転ばぬ先の杖」も共依存症のスリップになるからだ。

　以前の筆者を知っている人は「最近なんだか冷たくなった」と思っているかもしれない。しかしそれは逆で、相手の自己解決能力を信じ、待てるようになったということなのだ。「冷たい人」と思われるのは、重症の共依存症者である筆者にとって大変名誉なことである。

　あなたは自分がどんな人間だと思って生きてきただろう。ギャンブル依存症者の救済者？　あるいは、ギャンブル依存症者に身をささげた殉教者？　もし、あなたが回復の道を歩めば、自分が「もう一人の当事者」であることに気づけるだろう。

必要とされることを必要とする病

　40代後半になると、筆者に大きな出来事が起きた。それは、1985

年にロビン・ノーウッドが著した『愛しすぎる女たち』と『愛しすぎる女たちからの手紙』に出会ったことだった。この本は依存症業界でたちまち話題になっていった。

だが、へそ曲がりな筆者は周囲が騒げば騒ぐほどそっぽを向いていた。やっとその本を手にして読んだ時は、自分の性格上の欠点を強く悔やんだものだった。半世紀生きてきて出会った最高の2冊だったからである。そこにはまるで筆者のことが書かれているかのようだった。

『愛しすぎる女たち』には、共依存症者の物語がふんだんに書かれていたばかりでなく、著者自身も共依存症者であることが正直に書かれていた。そして、彼女も相互援助グループに参加しながら回復した経験があったので、ミーティングに通うことを治療契約に入れていた。

これは筆者が公的機関から民間相談室へ活動の場を移した際に、大きな指針となった。『愛しすぎる女たち』の第4章のタイトルには「必要とされたいという欲求（The Need to be Need）」と書かれている。つまり共依存症者は、他者から必要とされることを必要とするのだ。

必要とされなかったら自分には価値がない、という強い思い込みをもっているために他者を巻き込むのだが、その信念の裏にあるのが低いセルフエスティーム（自己肯定感情）である。他者から必要とされることもあるし、必要とされないこともある。それが現実なのだ。

だが、共依存症者はそういうものだとは思えない。さまざまな相談を受けてくるうちに、症状や問題行動を読み解くキーワードは、この《必要》という言葉ではないのかと考えるようになった。そして、依存症を理解する際にも、この言葉がキーワードになることがわかった。

アルコール依存症者には、アルコールが《必要》だったのだろうし、ギャンブル依存症者には、ギャンブルが《必要》だったのだろう。それがあったからこそ、生き延びることができたということを多くの回復者が証言しているからである。

アルコールや薬物、ギャンブルなどの依存症は、それらをやめても生きてゆくことができる。回復したいのなら、やめなければならないのだ。しかし、折り合いをつけなければならない依存症もある。それ

が摂食障害だ。食べなければ死んでしまうからだ。

「以前は、食べてはいけない、食べなければいけないと思っていた。でも、今は食べたいときに食べるし、食べたくないときには食べない」という話を聞いた時、摂食障害から回復するということは、こういう状態になることかと筆者は思った。

依存対象は、自分の意志よりもはるかに強い。だから、やめることが難しいのはどの依存症も同じだ。回復とは「必要」だったものが「不必要」になることでもあるし、「束縛」されていたものから「解放」されることでもある。この人も回復できたので「解放」されたのだろう。《必要》とした「対象」が、回復してくると不必要になる。それは共依存症も同じだ。

依存症が続く三要因

依存症が続く要因として考えられることが3つある。

一つ目は、依存対象があることである。本人が生き延びるうえで《必要》とした依存対象がまだあれば、再発は容易だ。依存症とは悪い習慣のことなので、回復するには良い習慣に変えなければならない。イラストを見ればわかるように、日常生活はあらゆる依存対象に囲まれている。もちろん依存が問題なのではなく、依存対象にとらわれて社会性が破綻してしまう「依存症」が問題なのだ。依存対象は1つとは限らないし、別の依存対象に移ることも珍しくない。

二つ目は、本人にやめたい願望がないことである。家族はもちろん、対人援助職者も本人の病気を治すことはできない。GA※のハンドブックにも「GAのメンバーになるために必要なことはただ一つ、ギャンブルをやめたいという願いだけである」と書かれている。

「パチンコをやめたら死んでしまうと思っていた」と語ったギャンブラーがいたが、本当は手放さないから死んでしまうのだ。アルコール依存者も「アルコールを手放したら死んでしまう」と本気で思っている。だから、依存対象を取り上げようとすれば刃傷沙汰まで起こ

アディクションあれこれ
あなたにあてはまるものは？

FAMILY ADDICTIONS
AWARENESS CHART

Any one of these behaviors can
throw an entire family off balance.

アルコール
Alcohol

読書
Books/Reading

カフェイン
Caffeine

世話やき
Caretaking

追跡
The Chase

チョコレート
Chocolate

慢性疾患
Chronic Illness

An addiction can be any behavior done in excess, in an attempt to avoid pain ... despite consequence, and a person cannot stop without outside help.

Degenhardt Educationals, Inc, ·P.O. Box
111044·Nashville, TN 37222-1044·(615)833-6183
www.seedpublishers.com

Illustrations by Jason Thomas
Copyright © 1993 Katherine Degenhardt
Taken from Katherine Degenhardt's Workbook;
Breaking Family Addictions

宗教
Church

強迫的な掃除
Compulsive Cleaning

強迫的なダイエット
Compulsive Dieting

強迫的な運動
Compulsive Exercise

強迫的な嘘
Compulsive Lying

コンピュータ
Computers

コントロール
Controling

クレジットカード
Credit Cards

白日夢・空想
Daydreaming/Fantasy

いたずら書き
Doodling

アルコール以外の薬物
Other Drugs

心理的虐待
Emotional Abuse/
Verbal Abuse

女性依存
Female Dependency

ギャンブル
Gambling

ガレージセール
Garage Sales

第 2 章　もう一人の当事者

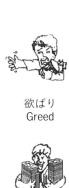
欲ばり
Greed

恋愛
Love

男性依存
Male Dependency

お金
Money

音楽
Music

ニコチン
Nicotine

過食
Over Eating

痛み
Pain

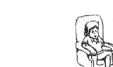
身体的虐待
Physical Abuse

ポルノグラフィ
Pornography

力
Power

処方薬
Prescription Medication

ラジオ
Radio

自己憐憫
Self-Pity

セックス
Sex

057

性的虐待
Sexual Abuse

万引き
Shoplifting

買物
Shopping

睡眠
Sleeping

メロドラマ
Soap Operas

スポーツ
Sports

砂糖
Sugar

支援団体
Support Groups

おしゃべり
Talking

電話
Telephone

テレビ
Television

ビデオゲーム
Video Games

暴力
Violence

仕事
Work

研究集会
Work Shops

すのだ。

　三つ目は、本人の周りに共依存症者がいることである。ギャンブル問題を起こしたのは本人なのに、家族や友人、職場関係者はしばしば本人の問題を片づけてしまう。だから、共依存症者は「もう一人の当事者」なのだ。尻拭いは「容認された」という誤解を与え、問題を助長してしまう。

　自身もアルコール依存症者で、大勢のアルコール依存症者を助けてきたミニー神父（John Meaney）は「アル中の涙と言葉は信じるな」「アル中の脳は足の裏にある」など、いくつも名言を残している。筆者はこうした言葉に何度も助けられてきた。

　回復したい気持ちが真実かどうかは、行動を見ればわかることだ。カウンセリングも相互援助グループのミーティングも、確かに行きたくない所だろう。しかし、やりたいことをやった結果病気になったのなら、やりたくないことをやらなければ回復などできるものではない。

　病気になるということは、どこかを変える必要があるということだ。問題をもっていない人もいないだろうし、問題のない家族もないだろう。自分が何かに気づくために、問題は与えられる。本人にも、家族にも回復が必要な理由がここにある。

　本人の回復を本当に手助けしたいのなら、本人の問題から手を放し、家族は自分の変えるべきところに取り組むことだ。これが最高の手助けになる。イネーブリング※は、時として命すら奪うということを忘れてはならない。

回復のバロメーター

　実は筆者自身、自分の人間関係に大きな問題があるとは考えていなかった。AA のミーティングに出始めたころは「仕事を終えてからもこうしたミーティングに参加する自分は、なんて偉い奴なんだろう」とうぬぼれていた。それでも AA の仲間たちは何も言わなかった。

　「アルコールの問題のほかに、薬物やギャンブル、摂食障害まであっ

て大変だ」と、他人事にしか思えなかったのは、自分の問題が見えていなかったためだった。AAでは、「いつもどのようであったか」「何が起こったか」「今どのようであるか」がプロット（話の筋道）になる。

「いつもどのようであったか」は過去（＝問題）であり、「何が起こったか」は底つき（＝ターニングポイント）であり、「今どのようであるか」は現在（＝解決）である。これを短い物語にまとめて話すのだが、焦点を合わせるのは「解決」だ。そうでないと病気の自慢話になってしまう。

『アルコホーリクス・アノニマス※』のなかには、「やる気になること」と「心を開くこと」と「正直になること」が回復の三原則だと書かれている。初めの2つはわかるが、なぜ「正直になること」も必要なのかが理解できなかった。

やがて、仲間の正直な話が筆者の心に届いてきた。筆者以外の二十数人が皆「自分にはこんな問題がある」と話しているのに、「何の問題もないと思っている自分は、どこかおかしいのかもしれない」そう思い始めたころ、AAの仲間からプログラム※を勧められた。

筆者の依存対象は性で、その依存症を続けるためにはたくさんの「嘘」が《必要》だった。しかし、プログラムを使いながら「嘘」をつかない生活が始まると、重いコートを脱いだように肩が軽くなった。つまり、正直になると回復が始まったのである。

依存症のリハビリ施設では午前と午後に1回ずつミーティングがあり、夜は相互援助グループのミーティングにも参加する。いわゆるスリー・ミーティングが毎日行われる。月に90回、卒業までの1年間に1080回ほどのミーティングをこなすことになる。

家族の相互援助グループもあるが、多くの家族は週に1回程度の参加だろう。では、援助者もこうしたミーティングに参加しているのだろうか。筆者は可能な限りさまざまな依存症者のセミナーやミーティングに行くのだが、援助者の姿を見かけることは数少ない。

1か月単位でミーティング参加回数を比較すると、本人：家族：援助者＝90：4：0になる。ミーティング参加回数と回復は無縁ではな

いだろう。セミナーやミーティング会場で回復した「かつてのクライ
エント」に再会することは、筆者にとって援助者冥利に尽きる。

援助者の「落とし穴」

筆者が24歳の時に勤務したのは精神病院だった。病院という所は
悪くなければ行かない所なので、スタッフは必然的に「悪い出会い」
を積み重ねてゆくことになる。その結果、入院してくるアルコール依
存症には偏見が生まれ、それが神話になってゆく。

本来なら常に回復者像を脳裏に焼き付けておかなければならないの
が援助者だろう。だが、筆者はAAに出会うまで、回復者を知らない
ことが援助者の「落とし穴」だとは思っていなかった。さまざまなセ
ミナーに参加すればするほど、筆者の回復者像は確かなものになって
いった。

相談契約に「相互援助グループのミーティングに参加すること」を
入れた以上、筆者も自分の回復に手を抜くわけにはいかない。良質の
援助をするためには、自分のケアこそ最優先すべきだからだ。「医者
の不養生」という言葉は、残念ながら今でも生きている。

AAと出会って以来、週に2回はミーティングに参加しているが、
50歳前後には3年半自分のためにカウンセリングに通い、スーパー
ビジョン※も受けた。これは精神的ケアの3本柱だと思っている。並
行して身体的ケアも欠かすことができないので、これも続けている。

アメリカ人のソーシャルワーカーは「自分の成長や回復のための行
動なら、わがままではない」と言って筆者を勇気づけてくれた。成長
や回復のために時間やお金を使うことは最も有効な投資だし、日頃か
らセルフケアをしていれば、バーンアウト（燃え尽き）の予防にもなる。

12 ステップ・プログラムはパラドックス

12ステップ・プログラムは、「人間関係修復のプログラム」と呼ば

れることもあるし、「生き方を変えるプログラム」とか「自我を収縮させるプログラム」などと呼ばれることもある。なぜなら、このプログラムは日々の生活に取り入れて使うからだ。

AAが創始したこの12ステップ・プログラムは、依存症や家族グループ以外の分野でも効果があるといわれている。その理由はこのプログラムの根幹にあるのが「霊的成長を目指すこと」だからだ。依存対象から離れただけでは回復したことにならない。

アルコール依存症者がアルコールを飲まなくなれば、アルコール依存症が治ったわけではないし、ギャンブル依存症者がパチンコ屋に行かなくなっても、ギャンブル依存症から回復したわけではない。それは一時的に止まる「中休み」に過ぎない。

NA（薬物依存症者の相互援助グループ）のハンドブックには、「最初の1回はそれだけで多すぎ、1000回やっても足らないことをあなたは知っているのだ」と書かれている。だから、最初の1発、1粒、1杯、1回に手を出さないことが大事なのだ。

依存症者は他人ばかりでなく、自分をだますのも上手だ。「たまには」「少しだけなら」「これはご褒美だから」といった言葉は悪魔のささやきなのだが、それに気づけない。そもそも依存症者はコントロールを失っているので、やめることはできても、やめ続けることができないのだ。

依存症の分野では、それまで常識と考えられていたことが、次々に覆される。以下はパラドックスの例だ。

・手を放せ
・重症者の方が回復する
・やめようとすることをやめろ
・自分の意志を使うな
・病気になったことは恵み
・無力を認める
・嫌いな人は自分の鏡

・希望をもつのはいい。だが、期待はするな

スローガンと回復の道具

スローガンには同じ道を通り、生き抜いてきた人たちの凝縮された知恵が入っている。これも有用な「回復の道具」の一つである。

＜スローガン＞
・今日一日
・気楽にやろう
・この時もまた過ぎ去るだろう
・簡単に考えよう
・自分に焦点を当てよう
・自分に生き、他の人は他の人自身に生かしめよ
・第一のことは第一に
・手を放して神に委ねる
・恵みを数えよう
・良い面を見よう
・比べるな
・あなたの意志が行われますように
・HALT（ホールト＝空腹・怒り・孤独・疲労）には要注意
・自分自身に真実であれ
・行動化するな
・完璧でなく進歩が大切
・開かれた心をもち続けよう
・それは本当に大事なことなのか？
・自分から始めよう
・聴き、そして学べ
・私にはできないことも、私たちにはできる
・深刻に考え過ぎるな
・神の恵みによって

＜回復の道具＞

　依存症は「再生か死か」の病気なので、こうした回復の道具はどれも救命具に値する。もちろん救命具は多ければ多いほど役に立つ。

- 祈り（代表的な祈りは、用語解説を参照[※]）
- スポンサーシップ（スポンサーとスポンシーの関係[※]）
- ハイヤーパワー：自分を超えた大きな力、神
- 12のステップ
- 12の伝統
- 書籍や手記、テープ
- スローガン
- 会議：小グループ会議や全国会議など
- ミーティング
- フェローシップ：ミーティング仲間との交流
- 電話やメールなどで仲間と連絡を取り合うこと
- 日誌
- 黙想
- サービス活動：グループ内の役割などをすること
- 保養施設の利用
- 断酒（ソーバー、クリーン、アブスティネンス）
- アサーション・トレーニング：相互尊重の精神に裏付けられた自己表現法
- アファメーション：自分に対する肯定的な言葉かけ
- リトリート：週末などにする集まり
- セミナーやフォーラムなど
- ラウンドアップ：宿泊などを兼ねた大きな集まり
- メッセージ活動：同じ問題を持つ仲間にプログラムを届けること
- 一番苦しかった時の体験
- 自分宛てに手紙を書くこと
- マイ・ストーリーを書くこと
- メダル：ソーバー[※]が始まると、通常は年単位で手渡される

共依存症者の回復

人間が成長・発達する過程では、しっかり「依存」する時期が必要となる。やがて「依存」と「自立」が相半ばする時期を迎える。この時期は「第二次反抗期」と呼ばれているが、「自立」が芽生える大切な時期なのだ。病的な依存もこのころから出始める。

依存症は依存対象をコントロール出来ないため治らない病気だが、依存症者には底知れぬエネルギーがある。それがあるからこそ依存対象にのめり込めるのだ。だが、このエネルギーを病気のために使ってしまってはもったいない。回復のために使えば、人間的な成長がいくらでもできるからだ。まさに「精力善用」[注1]だ。

共依存症者は、しばしば依存症者を変えようとする。もしかしたら、依存症者以上に埋蔵エネルギーがあるのかもしれない。では、共依存症者も回復し、健康的な依存である相互依存（Inter-Dependence）へ向かうことは可能だろうか。

共依存症者の回復とは、他者信頼ができるようになることだが、その前に自己信頼から始めなければならない。セルフエスティームが高まれば、自己信頼もおのずと生まれてくる。相互依存とは適度な依存関係のことだが、対等で平等で「自他共栄」[注2]を実践することでもある。

筆者が共依存症者であることはすでに述べてきたとおりだが、援助職を選択したのも、実は同じ理由だったことがわかった。それは自分の承認欲求を満たしてくれる対象を求めた結果だったし、筆者を助けて欲しいと思ったためだった。

依存症者は「依存モード」にスイッチが入ると、制御困難になる。共依存症者も「救助モード」にスイッチが入ると、一時停止することが難しくなる。だが、プログラムに取り組めば、回復はらせん状に進んでゆく。では、共依存症者の回復とは、具体的にどのようなもの な

注1）・2）　柔道を創始した嘉納治五郎師範の言葉。

のだろう。

　例えば、自分の決断を信頼できるようになるし、完璧主義者は進歩を重視できるようになる。自分自身への信頼度が上がると、他者の承認よりも自分自身の承認を優先するようになる。以前は自分が優位にいないと不安になったが、今は対等でいることのほうが安心する。

　日常生活では望ましい優先順位がわかり、自分の感情を尊重できるようになる。また、自己評価ができるようになると、他人の評価に一喜一憂しなくなる。どう評価するのも他人の自由だからだ。共依存症者に必要なのは待ったり、立ち止まったりする練習で、それは効果がある。「救助モード」は変えられるのだ。

　頼まれても応じるべきか迷ったときは、神の意志を尋ねる。うまくいったときは、神の意志と自分の意志が一致したということだろう。だが、うまくいかなかったときは、神の意志は別の所にあるということだ。そんなときは黙想し、もう一度神の意志を尋ねたほうがよい。

　『アルコホーリック・アノニマス』（第3版）[※]には、共依存症の核心を見事についた言葉がある。

　　「罪というものは、たった二つしかない。一つは他人の成長を阻む罪であり、もう一つは自分の成長を阻む罪である」

　過去は歴史（ヒストリー）、未来は未知（ミステリー）、そして現在は贈物（ギフト）。

　今、あなたの新しい物語が始まろうとしている。

参 考 文 献

1)　ロビン・ノーウッド, 落合恵子訳『愛しすぎる女たち』読売新聞社, 1988.
2)　ロビン・ノーウッド, 落合恵子訳『愛しすぎる女たちからの手紙』読売新聞社, 1991.

第 **2** 部

解決

第 **3** 章

当事者からの
メッセージ

等身大の自分を理解して

中村 徹（仮名・51歳・男性）

ポーカーフェース

　自分がギャンブル依存症であると自覚して3年半が経過しました。ギャンブル依存症という言葉は聞いたことがありましたが、認める前は自分には無関係だと思っていました。

　先ず、自分がギャンブル依存症になった背景としては、幼少期からギャンブルに対する垣根が低かったのだと思います。両親ともにアルコールも飲まず、外でギャンブルをしていたわけではありませんでしたが、隔週くらいで親戚を交えて4人から10人くらいの家庭内麻雀をやっていました。自分も小学3年生の頃から小さいレートで賭けるようになり、ルールや計算も覚えていき、高校時代には友人とする分にはまず負けることがなかったと思います。嘘をつく癖も麻雀で培われて、手の内がバレない様にポーカーフェースをすることが自然と身に付いてしまいました。

　また、小学から中学時代までは、ゲームセンターのコインゲームに

068

相当ハマりました。お年玉も数日間で使い切るほどでしたが、たくさんのメダルが獲得できたときは、大人に混じって大音量でジャラジャラとメダルが出てくる興奮と、大人以上に出ているという優越感、周囲が羨ましがっている雰囲気、自分は一目置かれているという感覚がたまりませんでした。そして禁止されているゲームメダルの売買もしていたので、いくつかのゲームセンターからは出入り禁止にもなっていました。

その頃から自分の脳は、依存症者になる土台ができあがっていたと思います。

「絶対やめられるはずない」

高校時代は、進学校に入って直ぐに、勉強では追いつけなくなっていることに気づきました。でも、できない自分を認めたくない、見せたくないと思い、パチンコ屋へ授業中にも通うようになりました。少しでも景品のお菓子に交換してクラスのみんなに配りました。本当は負けていても「勝っている」と嘘をつき、パチンコで勝てる自分を見せつけることや、みんなに喜んでもらえることで大物感や自尊心を高めていました。

その後、浪人や大学時代を経て社会人になったのですが、給料だけでは足りないので、複数のクレジットカードや消費者金融のカードを作りました。限度額一杯になると母親へ泣きついて、4回くらい借金の肩代わりをしてもらいました。当時は「二度とやらない」と誓うのですが、嫌なことや仕事のプレッシャーから逃げるために、すぐ借金に手を出してしまう状態が続きました。

ギャンブルをしていた時は、常に何か言い訳を考えて自分を正当化していました。「結婚をして使える小遣いが減ったから仕方ない」「上司や後輩のせいで仕事がうまくいかない」、借金が膨らむことを知っていても「一発逆転するためにはギャンブルが自分に必要だ」と。

どちらかといえば、うまくいかない日常生活のストレスを発散するためにギャンブルをしていたのが、いつの間にかギャンブルをしない

と生きていけない生活が続いていました。心の奥底では妻や息子のことは考えていましたが、正当化するための理由をつくり、そこの部分には蓋をしていました。末期の状態では、「自分が死んだら、生命保険金で借金を帳消しにできる」と投げやりな気持ちでいましたが、死ぬ勇気など自分にはありませんでした。最終的には3年前に妻と当時中学2年生の息子にすべてを打ち明けることとなりました。

　当然、妻と息子に泣かれ、「お父さんは絶対やめられるはずない」と息子から言われたことが、自分にとっては今のところ精神的な底付きとなっています。これから先、さらにひどいことにならないという保証はありませんが、今は二度とそのような思いをしたくない、させたくないという気持ちが強いです。

自分の考え方の癖

　告白をした時に離婚を覚悟しましたが、私の場合は病院や施設に入らずに、最初から自助グループに通い出すこととなりました。最初の頃は自助グループに通い続けることで、回復に向けて努力をしているというアピールをして、妻に認めてもらいたいと考えていました。実際、自助グループでやめ続けている仲間と一緒に居て、ギャンブルは止まりました。そこでは「嘘をつかないことが、こんなにも楽になれる」という感覚や、「自分だけではなくて同じような経験をしている人がこんなにもいたのだ」という安心感や共感をたくさん得ることができました。

　仲間が仕事や私生活で成功していく希望の話をして、自分にも可能な部分は取り入れてみようと意欲をもらうこともあります。逆にやめ続けることができなくて、スリップ※の報告を仲間がしてくれた時は、「自分だったら同じ行動を取っているか」「スリップを防ぐためにはどう行動をするべきか」を考えさせてもらう重要な機会になっています。

　しかし、半年位自助グループに通ってもなぜか思い通りに生きてい

※　巻末の用語解説を参照。

けないというか、生きにくいという感覚が取れませんでした。回復に向けたプログラムの種類はたくさんありますが、当時自分の周りには12ステップ・プログラムをしている仲間が凄く輝いて見えていました。それから自分も自助グループの仲間から12ステップ・プログラムを伝えてもらい、実践をしてみたら自分の考え方の癖や欠点が驚くほどたくさんあることが理解できました。

自分は小学生の時にいじめられたトラウマがあり、常に他人の視線を気にし、「自分の行動は他人からどう見られているのだろう」ということを考えながら生きてきました。

自分の考え方の癖としては、①他人をコントロール（支配）したい欲求があること、②他人の視線が異常に気になること、③他人への期待や承認欲求が強いこと、④お金に異常にとらわれること、⑤他人との境界線が上手く引けないこと、⑥自尊心（自己肯定感）が低いこと、⑦常に他人と比較してしまうこと、⑧共依存の症状があること、とすぐに8個見つかりました。今も、考え方の癖は簡単に変えることはできませんが、早い段階で気づくことによって、今までと多少は違う行動が取れるようになってきました。

当時の自分は、理想の自分像とはかけ離れていたので認められず、嫌な自分を見たくなくて蓋をしていたのだと思います。ギャンブルばかりしていたので、人間的な成長もしていなくて当たり前なのですが、当時の自分には気づけなかったです。

12ステップ・プログラムによって等身大の自分を理解してからは、自分自身を飾る必要もなく、ありのままの自分をさらけ出せるようになってくる感覚が生まれ、今は本当に楽になりました。

そうは言っても自分は仕事で非常に悩んだ時期がありました。12ステップ・プログラムだけで全てを解決することができず、もがき苦しんで仲間に救われたことがあります。1年前に上司からパワハラを受けていると感じて、部署異動のお願いをしました。部署異動先の候補を3か所会社側から提案を受けましたが、自分はすぐにでもその上司から離れられる、地方への単身赴任を選択しようとしていました。

仲間に相談したところ「自分が選択しようとしているものは、今まで
の生き方だから恐らく一番間違っている選択肢だよ。一番やりたくな
いものを選択する方が良いと思うよ」と言われました。自分にはベス
トだと思っていたことが否定された気分になりましたが、信頼できる
5人の仲間に相談すると「最後は自分で決めてみたら」という提案を
受けました。最終的には5人中4人の仲間が一番やりたくなかったこ
とを選んでくれました。それは、その上司の下でしばらくの間在籍を
してから、以前在籍していた部署に異動させてもらうことでした。最
終的にそのことを会社に伝え、1年近く経ってから部署を異動するこ
ととなりました。

　その間にパワハラを受けたと思っていた上司ときちんと話したこと
で、自分が上司のことを誤解していたことがわかりました。ものの言
い方は決して優しくはなかったのですが、結果的には自分の将来のた
めを思って厳しく指導してくれていたのでした。自分側の受け取り方
としては、自分が嫌いだから嫌味で厳しくされただけと被害妄想の塊
だったことに気づくことができました。

　思い返してみれば、今までも仕事や友人との人間関係においても同
じように、自分が攻撃されたり馬鹿にされたりしたと感じて、トラブ
ルになったことがありました。多分、自分に非があることや誤った行
動を取っていたことを指摘してくれただけなのに、自分が責められた
と勝手に勘違いしていたのだと思います。

　自助グループでは、ラインホールド・ニーバーの「平安の祈り」と
いう、自分が一番好きな言葉を教えてもらいました。「神様、私にお
与えください。自分に変えられないものを受け入れる落ち着きを。変
えられるものは変えてゆく勇気を。そして二つのものを見分ける賢さ
を」。私にできるのは、他人は決して変えられないけど変えられるも
のは自分だけであり、二つの選択肢から正しいものを見分ける力を与
えて欲しいと祈ることです。

　この言葉に当てはめてみると今までの自分の生き方は、いつも他人
の行動や言動を変えようと苦労し、逆に自分が苦しくなるものでした。

そして選択したことも間違っていたことが多かったと思います。これからは、相手をコントロールすることは不可能だと諦めて、自分側だけを見つめて変えられるものを常に考えて行動をしていきたいです。その考え方がきちんとできているときは、感情のブレ幅もかなり穏やかになって、平穏な生活が過ごせてきています。

今後の活動

現在、自助グループで当事者や家族の方と積極的に繋がったり、SNS上でも当時者や家族の方と依存症からの回復に向けて日々のメッセージのやり取りをしていますが、のちに実際に会うこともできたりと有意義な時間を過ごしています。またSkypeやツイキャス（スマートフォンやパソコンなどを利用したコミュニケーションツール）を活用したミーティングを企画して、自助グループが近くにない仲間や自助グループに抵抗のある仲間と、オンラインで会話ができることが自分の回復に非常に助かっています。また、ラインでミーティングを開催することや、新たなグループをつくる活動も広げていきたいと思います。これらの活動では仲間を助けるということ以上に、自分自身が助けてもらっていると感じています。自分は何にでも依存しやすいので、お酒が飲めたらアルコール依存症になっていたと思いますし、薬物や浪費とかに移行するリスクも非常に高いと考えています。

今後は、依存症になってしまった後のかかわりだけでなく、依存症となる手前の予備軍や、学生のうちに依存症の正しい理解を伝える啓発活動や予防活動をする必要があると考えています。先ずは生徒、保護者、教員、援助職の方を中心に、依存症は誰にでも発症するリスクがあることや、若い世代ほど重症化するリスクが高いことをしっかりと伝えていきたいです。自助グループには、書籍や映像等の分野に個人名を出してはいけないルールが多いのですが、今回のようにカミングアウト※をして、依存症者でも回復し続けることが可能な脳の病気であると伝えたいです。そして差別や偏見をなくし、世間の理解を得る必要があると考えています。

なぜ私には
ギャンブルが必要だったのか

笹山 海次郎（仮名・57歳・男性）

お金へのとらわれ

　私はギャンブル依存症の当事者です。

　北海道の田舎で生まれ、両親、祖父母と兄2人の7人家族で、私は3人兄弟の末っ子でした。両親は農業と出稼ぎの兼業で贅沢な暮らしはできませんが、何とか自給自足で暮らしていました。とにかくお金がなかったことは覚えています。小学校の時は冷害が続くと文房具等、学校から支給されていました。当然、着るものもお下がりが当たり前で、当時のことはかなり暗い思い出です。父はいつも農協からの借金返済の話をしていました。いつしか「大人は借金が当たり前なんだな」と幼いながら感じていました。

　自分のギャンブルですが、記憶では小学校の頃、お盆やお正月に親戚が集まると、花札をするのが恒例行事でした。目の前でお金が飛び交い、親戚達の表情を見ていて、とても楽しそうに思いました。当然、興味をもち、普段の日に兄弟で真似事をするようになり、やがてお年玉を賭けるようになっていきました。

　中学生の頃には友達と初めてパチンコをやりました。田舎でしたので、店の人は何も言わずに遊ばせてくれました。高校に入ると部活動はやっていましたが、時間が空くと友人たちと麻雀をやって小遣いを稼いでいました。中学生の頃から考えていたことは、「この田舎に一生住むことはできない」ということでした。どうしても貧しさから解放されたかったのです。

　高校卒業後、就職で東京に行きました。会社の先輩に連れられて初めて競馬をやりました。よくある話ですが、偶然にもビギナーズラッ

クになりました。まだのめり込みはありませんでした。しかし、お金に対するとらわれは強く、最初に就職した会社は2年で退職しました。そこから次々と給料のよい会社に転職してゆき、現在の会社は11社目になります。

その後、平成2年6月に結婚して、4人の子どもを授かりました。ギャンブルは、小遣いの範囲で続けていました。ただ、過去の貧しさは忘れられず、お金に対するとらわれはなくなってはいませんでした。

37歳の時に現在の家を購入しました。お金のとらわれもあり、人より多く給料が欲しいので、仕事人間になっていました。しかし、当然仕事に対するストレスは増え、子どもが成長すればお金もかかってきます。小遣いを増やそうと思って、ギャンブルをすることが増えていきました。

競馬、パチンコ、宝くじ。なかでも、宝くじにはかなりのお金を投資しました。当時はロト6などの数字にとらわれて、仕事中であっても目に入る数字を追いかけ買いに行くほどでした。お金がなければ借金をしてでも、無理やり購入しました。正に強迫症状でした。サマージャンボと年末ジャンボは、最高で1回に2000枚購入したこともありました。一発当てて借金をなくし、さらには「これからの人生を楽に生きるため」と思っていました。実際には夢のまた夢でしたが。

40歳を超えたくらいから、サラ金からお金を借りてギャンブルをするようになりました。そして3度大きな借金をして、お手上げになりました。妻にも「もう二度とギャンブルはしない」と誓約書まで書いたのですが、やめられず4度目が発覚。この時、妻から「あなたは病気です」と告げられ、「治療のために自助グループに行ってください」と言われました。しかし、私自身は病気だとは思っていませんでした。ただ運が悪かったのだと。

47歳で初めてGA※ミーティングに行きました。緊張しました。会場ではみんなが一人ひとり自分の思っていることや出来事等を話して

※　巻末の用語解説を参照。

いました。私は、「なぜ、みんなこんなに苦しいのだろう。苦しければギャンブルをやめたらいいのに」と何度も思っていたものでした。自分も同じ病気なのに、きっと認めたくなかったんだと思います。その時は、「ここに居てもギャンブルをやめることはできない」と思い、自助グループをやめました。行き始めてから7か月でした。

人生の転機

妻はそのころギャマノン※に通い始めていました。私が「もうGAには行かない」と言ったところ、「回復の道を歩まないのなら家を出て行って」と言われ、48歳の時に別居。一人暮らしが始まりました。その当時は、アルバイトをしながら「借金を少しでも返済しなくては」と思っていました。でも、完全にギャンブルをやめられたわけではありませんでした。その頃妻から、「このままGAに繋がらないと離婚します」と言われました。

49歳の1月に妻と二人で依存症の講演会等に数回参加しました。そしてカウンセリングにも通う約束をし、3月から通い始めました。同じ月には、東日本大震災がありました。

私の人生の転機はこのあたりからでした。翌4月に故郷の長兄がギャンブルの問題で自ら命を絶ちました。仕事を終えて急いで北海道に帰り、亡き兄の姿を見た時、心の底から思いました。「次は私がこうなるのだ」と。そして、「GAに戻らなくては絶対に自分はダメになる」そう強く思ったのでした。

その後すぐに代々木でOSM※があり、妻と二人で参加しました。そこでスピーカーさん達の話を聞くたびに感動しました。私よりギャンブルも借金もひどいのに明るくて、しかも回復を続けている。正に「生き証人たち」でした。素直に言葉が私の胸に入ってきました。「そうだ、みなさんがいう12ステップ・プログラム※を学ぶしか道はない」と思い、現在のホームグループにつながりました。とにかく希望が見えてきました。そして、スポンサー※を見つけて12ステップも踏み始めました。カウンセリング、ミーティング、スポンサーシップと回

復の道を歩み始めました。カウンセリングではギャンブル、家庭、仕事等、日常に関することの話を聞いていただき、問題解決の相談をさせてもらいました。あれから7年間通いました。先生には感謝しかありません。ミーティングはホームグループ以外にも参加していますので、参加した会場の押印数は現在940個になりました。

なぜ私にはギャンブルが必要だったのか

今思えば、自分が別居当時に一番辛かったのは、家族に会えないことでした。当然家には帰れず、鍵も没収されていました。ただ、末っ子がたまに泊まりに来てくれていたので、本当に救われました。三番目の長男は当時中学生だったので、悩みもあったろうに何も聞いてあげられなかったことが申し訳なく思います。実際に一番辛かったのは妻だと思います。ただ、こうしたことが、「私は、依存症という恐ろしい病気にかかっているんだ」ということを気づかせてくれました。

なぜ、私にギャンブルが必要だったのかを考えました。仕事のストレスもあっただろうし、昔の貧困もありました。が、何といってもお金へのとらわれだと思いました。お金があれば何でもできる。それにはギャンブルが一番だと思い込んでいました。この病気になり、実はまったく違うことに気がつくまでに、相当の年月がかかりました。

最終的に回復の道を歩むかどうかは自身の意思にあるのだと思います。本気で心の底から「自分は病気なんだ」と認めること。そこからがスタートだったと思います。病気なら治せるかもしれないと思うようになり、さらに希望が出てきました。そして、過去の自分を捨てて新しい自分に変わるために、約1年、12ステップに取り組みました。その行動のなかでは、ステップ4・5の棚卸しを17時間かけて見ていただき、私の欠点を見つけることができました。このことで今までに経験したことのない、霊的な気持ちになりました。

その後、埋め合わせに入りました。妻から始めて、家族、友人と機会ある度に行動しました。心が重いときもありましたが、絶対に必要な行動の一つだと実感しました。過去の過ちは消せませんが、心の清

算ができたことは新鮮でした。まだ埋め合わせの人が残っていますが、時間をかけてやっていきたいです。回復とは自分と向き合えるかどうかだと思います。正直に生きること。それは今までとまったく逆の人生でした。その人生を与えてくれたのが、GAの仲間であり、スポンサーであり、カウンセラーであったと思います。

　この病気は一生完治しない病気です。ということは、一生ミーティングに通い続ければ再発しない可能性が高いということになります。もう二度と、あの苦しい時代に戻りたくはありません。目を瞑って考えると、回復の道は、ほんの少しのきっかけがあれば、どんな人も歩めると思います。今もギャンブルが止まらず悩んでいる仲間が大勢います。私もそうでしたが、初めから自分が依存症だと認めることはできません。それでも、「まずミーティングに行ってみては」と言いたいです。まず一歩、行動しなくては何も変わりません。一人では回復できないことを私は知りました。一人でも多くの回復者が増えることを願っております。

心の平安と希望の道

吉田 松一郎（仮名・51歳・男性）

あの日から始まった

　私のアノニマスネーム※はKINです。2011年9月から自助グループGA※に繋がり、自分に問題のあったギャンブルと借金への依存をやめ、ずっと回復の道を歩いています。やめ続けて8年になりますが、自助グループでの活動を通じて、ギャンブルだけでなくさまざまな依存症からの回復者の仲間達と出会い、そして回復のプログラムである12ステップを毎日実践していくことで、今はすばらしい人生を送ることができています。そのきっかけはあの日から始まったのです。

　「私はすべて知ってるんだからね」夕飯を食べながら、それまで普通に話をしていた妻の態度ががらりと変わり、私を睨みつけました。それは突然のことでした。しかし、そのときの私は、「ああ、ついにこの時が来てしまった」と思ったのです。そして、自分がつくった借金（ちゃんと返済していくことは妻と約束していた）が全く減らずに逆に増え続けていること、さらにパチンコを毎日のようにしていることを、鬼の形相で睨みつける妻の前で白状しました。実は、妻は私が毎日ギャンブルをしていたことに気づいていたわけではなく、通帳を確認して現金の入出記録が頻繁にあることに疑いをもち、ひょっとして浮気をしているのではとカマをかけたのです。しかし、だからといって結果が変わるわけではありませんでした。怒りの形相で「もう一緒に暮らすことはできません。今すぐ出て行ってください」と2万円ほどの現金を叩きつけられ、私は家を追い出されました。小雨が降っているなか、最寄りのバス停まで傘も持たずにみじめな気持ちで歩いたことを

※　巻末の用語解説を参照。

今でもはっきり記憶しています。ちょうど今から8年前の9月に入ったばかりのことでした。

クレジットカードの罠

　妻と結婚したのはその5年ほど前になりますが、その時から私には借金がありました。ただ、ギャンブルでつくった借金ではなく浪費がメインであったため、結婚する前に借金があることを話し（実際は300万円あった借金のうち話したのは200万円分でしたが）、これからしっかり返していくつもりだと正直に（そのつもりで）約束をしました。そして結婚までの間に、複数の消費者金融から借り入れしていた借金を銀行の「まとめローン」に借り換え、月々の返済額を少なくし、コツコツと返済をしていく生活を結婚と同時に始めました。

　結婚当初、パチンコなどのギャンブルはしていませんでした。ごくたまに友人たちと麻雀をやったり、付き合いで馬券を買ったりすることはありましたが、年に数回程度のことでした。私の借金は浪費が主な原因であり、スポーツなどの趣味、友人や会社の同僚との付き合いや夜遊びなどの積み重ねで、自分でも何にどれだけのお金を使ったのか思い出せないような状況でした。

　発端は社会人になったときにサーフボードを買うためにクレジットカードをつくり、お金がなくても高価なものを買えるということを知ったことからだったと思います。最初はボーナス返済で物を買うことから始まりましたが、20代後半には買い物だけでなく、お金がなくなるとキャッシングを繰り返し、常に借金があるような生活に陥っていました。

　会社の同僚が貯金で車を購入したり、貯金が数百万円あるなどの話をしているときに、「あれ、何で自分は貯金ではなく、借金が100万円以上もあるのだろう」「自分は何かおかしいのか」と思うこともありました。でも「結婚や子どもができるなどの何か大きなきっかけがあれば、このだらしない借金生活の状況も変えることができるだろう。独りだし誰にも迷惑をかけているわけではないし、自分は自分の将来

に投資しているんだ」と勝手な理由をつくっていました。

　結婚した後の1年くらいは借金を増やさずやりくりしていましたが、どうしてもお金が足りなかったときに、「ここまで返済してきたから少しくらい大丈夫」という考えが浮かび、カードを使ってしまいました。当然、妻には内緒です。罪悪感はありました。その後、一度が二度三度となり、借金が当初より増えてしまうまで半年もかかりませんでした。

パチンコに誘われて

　ある時、妻から「返済状況を教えてほしい」と言われ、実態を知った彼女は怒り泣き、夜通し私を責めました。私も本当にこのままでは結婚生活も破綻してしまうと自覚し、すべての趣味をやめ、給与も報告することを約束しました。実際、いろいろ切り詰めていくと、月に自由に使える小遣いは1万円ほどしかありませんでした。でも自分のだらしなさがもたらした結果なのだから、ちゃんと受け入れようと思い倹約生活を始めました。

　それから半年経った頃に、同僚から会社帰りにパチンコに誘われたのです。パチンコは昔少ししていたことがありましたので、「たまにはいいか」という感覚で打ちに行きました。そうしたら、3万円ほど勝ってしまったのです。フィーバーが連続するときの気持ちよさ、簡単にお金が増えたことで、「なるほど、困ったらこれで増やせばいいんだ」という発見と光明が差した感覚でした。次の日も同僚と打ちに行き、今度は5万円以上勝ちました。たった2日間で1万円程度だった小遣いが10万円近くまで増えてしまったのです。妻には「残業で遅くなった」と言い訳をして、増えた現金は手元に隠して自分のことに使いました。

　しかし、毎回勝つわけではありません。負けが続くこともあり、そういうときほど取り返す気持ちで連日、閉店まで行くようになりました。手元のお金がなくなるとキャッシングをするようになりました。勝って返せばよいのですし、実際その日に返すことも何度かありまし

た。それでも、大負けしたときの帰り道では、「もうこんな日常はやめよう」「今日限りでパチンコに行くのは終わりにしよう」「なんてみじめな毎日なんだ」と、妻を裏切り続ける自分に対する自己嫌悪で落ち込みました。

　が、なぜか次の日になると、そのみじめな気持ちはなくなり、パチンコに行くこと、行って勝つことを考えているのです。負ければ自己嫌悪、しかし勝った日は有頂天。「自分には神がついているんだ」とまで思うようになっていました。本当は神ではなく、死神か悪魔だったのかもしれません。そして、8年前の9月を迎えたのです。

何でこんなふうになれるんだ

　私は家を追い出されて途方にくれました。みじめで恥ずかしくて、友人を頼る勇気もありません。借金漬け、パチンコ漬けの生活であることなど誰にも話しておらず、隠し続けていたからです。もうすべておしまいだという気持ちとともに、なぜか、少しの安堵感がありました。たぶん、ずっと隠していて苦しかったことから、結果はどうであれ解放されたからだと今は思います。

　終電間際で何とか会社までたどり着きました。誰もいないオフィスの中で、空虚感と絶望感で一杯のまま、パソコンを立ち上げました。インターネットで「ギャンブル」「病気」などの検索をすると、「ギャンブル依存症」についてのサイトや専門の病院のページなどがたくさん出てきて、同じような悩みを抱えている人の体験や、依存症は病気であり、治療をしないと最終的に死や犯罪など破滅につながるとの説明が書いてありました。

　病気ならば専門の病院に行くべきだと思い、いくつかの病院のページを調べたところ、たいていの病院では治療については行わず、最終的にはGAと呼ばれる自助グループに行くことを勧めていることがわかりました。それなら、まずは近くにある自助グループを探して参加してみようと思ったのです。

　次の火曜日の夜にそのグループに参加しました。私はそこでメン

バーが話す内容に衝撃を受けました。今の私よりもひどい状況であった方や、犯罪に近いことまでやっていた方などが、自分の過去を笑いながら話しているのです。そして今は家族とも普通に暮らしていると語り、なによりも希望にあふれた顔をしていたのです。

「何でこんなふうになれるんだ」「この人たちに何があったんだ」という疑問と同時に、自分が恥ずかしくて仕方なくなりました。私がその日何を話したかは覚えていません。泣きながらつらい状況を話したんだと思います。そして毎日のように GA ミーティングに行くようになりました。

妻からは正式に別居を宣告されていましたので、私は実家に帰ることにしました。生活は大変ですがこれからは GA に通い、自分の病気を治していこうと思っていました。しかし、本当の苦しみはこの後からだったのです。

生きていていいんだよ

実家での生活が始まってすぐ、体調が悪かったので朝起きられず会社を休んだことがありました。たぶん、うつ気味だったのだと思います。父が来て「何があったのか話しなさい」ということになり、私はギャンブル依存症という病気のことや妻との本当のいきさつをすべて話しました。

すると父は突然激昂し、「ギャンブル依存症などという病気などない。自分がだらしないことを病気のせいにするなど人間として最低だ。本当にがっかりした。もうお前を息子とは思えない。縁を切るから出て行け」と態度を豹変させたのです。以来、家で顔を合わせるたびに、「まだ居たのか。早く出て行ってくれ」と言われるようになりました。父と顔を合わせたくないので、朝は早く家を出て夜は遅くに帰るような生活になりました。

別居中の妻にそのことを話しても、「あなたの努力が足りないだけでしょう。毎日何をしているのですか」と、ただ罵声をあびせられ、ののしられ、「これからどうするつもりなの。私の過去を返して」と

責められるだけでした。

　妻からも父からも人間のくず呼ばわりされ、GAのことも全く理解されず、何も変わらないただつらい日々が続きました。ミーティングで泣きながら、ただ「つらい。どうすればよいかわからない」という話しかしていなかったと思います。

　「こんなにつらいのなら、いっそ死んだ方がよいのではないか。もう人間のくずなんだし、生きていてもいいことはないだろうし、死ねば許してくれるのかな。だったら楽になってしまおうか」そんな考えが浮かぶようになり、駅のホームから線路に飛び込もうとしたこともありました。

　でも、そのような話をミーティングでしたときに、ある仲間が「ほかのことを考えなくていい。今は自分のことだけ考えなさい。生きていていいんだよ」と言ってくれたことを思い出し、無事に帰ることができました。そうやって4か月ほどがただ過ぎていきました。

自分と向き合う

　そんなある日、ミーティングで私は気づいたのです。分かち合いのなかで、輝いているメンバーは皆「自分の話」をしていました。しかし、私は「自分の話」をしているつもりでしたが、親や妻や周りへの怒りや不安や絶望などの話ばかりでした。

　GAに毎日のように通いながら、自分が求めていたのは実は自分が回復することではなく、今の自分がしている行動を別居中の妻や実家の両親に、理解して認めて許してほしかっただけだったのです。自分の問題に向き合うように見せながら、実は周りの反応を気にしていたのです。周りからの理解が得られないから、自分の思うように変わってくれないから、私の心は生きづらくて仕方なかったのです。

　私はただ逃げ道を求めていただけだったのです。それを回復している仲間の話のなかから気づかされました。周りのことではなく、借金を繰り返しギャンブルもやめられなくなっただめな自分、そういう病気になってしまった自分にしっかり向き合わなくては何も解決しない

のだということに。

　ミーティングで輝いている仲間は皆 12 ステップ・プログラム※を
やっていました。私も自分に向き合うには、これをやるしかないと思
い始めました。病気であると認めることが始まりだと思いました。じゃ
あここからどうしたいのか、どうなりたいかが大事だということです。
「もう嘘はつきたくない」「隠しごとのある生き方はしたくない」「輝
いている仲間のように胸を張って生きたい」と強く思いました。ここ
が私の本当の回復の始まりだったと思います。そして尊敬できるスポ
ンサー※を見つけ、そこからは 12 ステップ・プログラムを徹底的に
やりました。

　それは決して楽な道ではありませんでした。今まで自分がすがって
きた生き方、考え方、こだわり、そういったものを捨てなくてはなら
ないからです。よく考えたら当たり前のことかもしれません。なぜな
ら、自分のそれまでの考え方や物事への感じ方、生き方が今の自分（＝
依存症となった自分）をつくりあげてきたわけですから。そういった自
らの根源にある間違った考え方や生き方を正しい方向へ変えてゆく必
要があるのです。私はそれが 12 ステップ・プログラムの本質である
と思います。

　少しずつでも自分を変えていくことを繰り返しながら、新しい人生
は始まるのだと私は思います。

ずっと求めていた生き方

　ステップを使って生きる道はタフな道でした。自分がやりたくない
ことを行い、今までと反対の感じ方や行動を取るような日々でした。
自分にはギャンブルと同じく借金にも問題があることがわかりまし
た。先のことは全くわかりません。今日という 1 日を、自分の性格の
欠点を手放して、大事に生きることがすべてでした。

　でも孤独ではありませんでした。自助グループを通じてさまざまな
活動に参加していたので、同じような依存症からの回復を目指すたく
さんの仲間ができていたからです。つらい時でも心のなかで仲間の顔

を思い描けば、その1日をしっかり生きることができました。

　そして、半年も経つうちに気がついたら、周りが変わり始めていました。仕事はうまくいくようになり、すさんでいた生活もよくなり始めました。生き方が変わったせいなのか、正直になったためなのか、私を助けてくれる人が増えるようになったのです。そして1年もすると、絶縁していた両親とも話すことができるようになりました。今では、父は今の私が「昔よりとてもよくなった」と言い、GAや依存症への理解は薄くとも今の生き方を応援してくれるようになりました。残念ながら別居中の妻とは離婚することになりましたが、その後新しい出会いもあり、今は新たな家庭をつくることができています。

　何よりも、今は正直に生きることができるようになりました。隠しごとはせず、不安なことは誰かに相談し、他人と自分をあまり比べず、余計なことや先行き不安などもあまり考えず、毎日胸を張って生きることができるようになったのです。

　実はこういう生き方こそ、自分が本当はずっと前から求めていたのではないかと思うようになりました。なぜなら、欲しがっていた時には手に入らなかったものが、こだわりや欲や不安を手放しているうちに、気がついたら与えられていました。今までと違う考え方や生き方（＝今までの自分なら決してやらなかったやり方）をやってみたら、未来が変わったのです。今の自分には、この考え方、生き方こそが一つの信仰になっています。この生き方を続けていけば自分の未来は今よりもさらによくなることが、証明され続けているわけですから。

　このような日々を積み上げていくことは、最初は誰にとってもとてもつらく厳しいことなのかもしれません。今までの自分の生き方を否定して、やったことがないやり方、上手くいくと思えないやり方を繰り返さなければならないからです。でも、それを毎日少しずつでもやり続けたら、その先には、それを行った人しか得られない、やり続けた人にしか見えない景色が、心の平安と希望の道が、必ず訪れると私は信じることができます。それが私があのときから8年間歩き、今も歩いている私の新しい人生の道なのですから。

落ち着きと勇気を

小林 雅子（仮名・50 歳・女性）

軽い気持ちで入ったパチンコ店

　私の父は、休みに後楽園へ馬券を買いに行く時にはいつも私を連れて行くので、私は後楽園内のゲームセンターで遊んで待っているのが普通でした。母も仕事帰りにパチンコを打って帰ってくる人だったので、ギャンブルは私が小さな頃から近くにありました。赤ちゃんの弟を連れてパチンコ店にいる母を探しに行くこともあり、こんな煩わしくて、たばこ臭い所のどこがいいんだろうと感じたのを覚えています。

　私は 23 歳で「できちゃった結婚」をしましたが、3 年足らずで離婚し、2 人の子どもは私が引き取りました。離婚してすぐに私は彼氏を作りました。私が付き合う人のなかにはスロットを打つ人がいて、デートの時に連れて行かれることがありましたが、自分がやろうと思ったことは一度もありませんでした。当時の私は、仕事、バイト、彼氏、と忙しく過ごしていました。

　大好きだった彼氏に振られ、その喪失感に耐えられず、同僚に誘われて軽い気持ちで初めてパチンコ店に入りました。はじめは 2000 円打って出なければやめていましたし、一箱出ればお菓子や CD に交換していました。最初で最後に大勝ちしたのは CR ピンクレディーで、数千円が 10 万円以上になりました。ドル箱をみんなの見える所に置かれている時の優越感は、今でも覚えています。その頃からパチンコに対する考え方が変わりました。また大勝ちできるのではないかと考えるようになりました。2000 円だったのが 1 万円になり、1 万円は15 分もしないうちにのみ込まれ、1 万円が 2 万円、3 万円と増えていきました。

　私は彼氏に振られてから、見返してやろうという思いで予備校に通

いさらなるステップアップを目指しました。仕事・予備校・スナックでのアルバイトの日々。予備校に行こうと駅までは行くのですが、途中のパチンコ店に入ってしまい、結局予備校にはほとんど行けませんでした。何とか専門学校に合格して今の職場に転職し、昼間は仕事をして夜間は専門学校に行く生活をしていました。1年生の時は学校をサボってパチンコ店に通っていたため、単位が足りずに留年をしました。4年かけて学校を卒業し、国家試験も何とか合格しました。学校に入学してから、スナックの代わりにコンビニでバイトを始めました。それ以外に派遣のバイト、夜勤専門のバイトもしていました。それでもパチンコを打つ時間は捻出していました。アルバイトで稼いだお金はすべてパチンコ代に消えていました。

私のパチンコの打ち方は病気?

　私は今の職場に就職して15年になります。アルコール依存症という病気や、AA※があることは知っていました。今の職場に来てギャンブル依存症という病気があり自助グループのGA※があることも知りました。パチンコを続けながら学校もダブルワークもする忙しい生活を送りながらも、やめる必要はないと感じていました。職場にはギャンブルをする人が多く、「買った、負けた」という話をするのがコミュニケーションだと思っていました。「またあの台で勝った」と聞けば、自分も打ってみたいと思い実際に打ちに行っていました。アルバイト先の歳上の同僚もパチンコが好きで、一緒に打ちに行っていました。7～8年もそんな生活を続けていたのですが、もしかしたら私のパチンコの打ち方は病気なのかな?　やめた方がいいのかな?　という考えが湧いてきました。それでも「今やめる必要性はないよね」と思うことの繰り返しでした。

　忘れもしない8年前の11月9日に、アルバイト先の同僚から「負け続けてお金がなくなってしまった。このままでは生活できない。一

※　巻末の用語解説を参照。

緒に GA に行ってくれないか？」と誘われました。「2 人なら行って
みてもいいかな」と軽い気持ちで行くことにしました。ミーティング
に行く前にパチンコに打ち負けて、夜のミーティングに参加しました。
今はないのですが私たちは、東京で開かれていた女性クローズドミー
ティングに行くことにしました。その会場では年配の女性の仲間が 1
人で迎えてくれて、ご自身がギャンブルでしてしまった酷い話を 30
分程してくれました。話を聞いて「私はそんなに酷くないな」と思っ
たのを今でも覚えています。私たちもどうして自分がここに来たのか
を、少しは話したと思います。帰り道に私は「もっといろいろな会場
に行き、たくさんの話を聞いてみたいな」と思いました。

GA につながって

それから休みのたびに GA を回る生活が始まりました。一緒に行っ
た同僚は「私には合わないから」と離れていきました。どこの会場に
行っても女性は少なく、ほとんど男性ばかりでした。年齢はさまざま
で若い人から高齢の人までいました。初めての会場に行くたびに緊張
して「来なければよかったかな」と思うのですが、帰りには「来てよ
かったな」と思うことを繰り返して 1 か月、3 か月、半年とパチンコ
を打たない日が続いていきました。同じ会場に行くことで顔見知りが
増えていき、帰りにお茶をして帰る機会も増えるようになりました。
GA につながったことで回復のための施設があることや、やめるため
に相談相手や医療機関が必要であることも知りました。私はクリニッ
クに受診することも、ギャンブル依存症だと診断をつけてもらったこ
ともありませんが、クリニックに通院している仲間は多くいました。

GA のミーティングでは司会者がいてテーマをあげ、それについて
自分の話をします。誰も意見は言いませんし、質問されることもあり
ません。言いっ放しが原則で聞きたくない話は無理に聞く必要もあり
ません。自分の話がしたくなければパスもできます。しかし、回を重
ねていくと自分と同じ経験や失敗をした仲間の話が耳に入るようにな
り、「私もそうだった」と共感する機会が増えました。また、最初は「GA

につながって、パチンコを打ちたい気持ちがなくなりました。以上です」と表面的な話しかできなかったのですが、過去に家族に嘘をついてパチンコを打っていたことや、消費者金融にお金を借りてまでもやめられなかった話等ができるようになりました。

　GAの仲間はいつ会場に行っても温かく握手をして迎えてくれます。ミーティング中に私の話に意見は言いませんが、ミーティング後のフェローシップ※の時間に、自分の経験に基づいたアドバイスをくれたりはします。「初めて来てくれた仲間はどんな思いをして来てくれたんだろう」と生きてつながってくれたことに感謝できます。「ギャンブルが止まらずにまたやってしまいました」と言いながらもGAに来てくれる仲間には、やってしまってもGAにつながり続けていることで酷い状態にはならないことを教えてもらえます。また、長くやめている仲間には、「打たない1日を続けていくことでこんな風に変わっていけるんだ」という姿を見せてもらっています。長くやめている仲間からも時には苦しい話を聞いたり、「またギャンブルをしてしまった」という話を聞いたりすると、「一生油断はできないんだな」と気持ちを引き締めることができます。女性の仲間とも徐々に会う機会が増えました。

依存したきっかけ

　今はGAにつながりパチンコを8年やめることができています。私にはスポンサーという自分の経験を私に伝えてくれる相談役である仲間と、スポンシーという自分の経験を伝える仲間がいます。またホームグループといって、自分が定期的に通えて信頼できる仲間がいる自分の居場所のGAグループがあります。私は今でも、いつパチンコを打ってしまうかわからないギャンブル依存症者ですので、1人で暴走しないように助けてくれる環境に守られて生活しています。

　パチンコを打っていた頃から勤務している職場で今も働いていますが、元々借金はないものの、以前は貯金など頭になかったのですがパチンコをやめたことでお金が残るようになり、少しの貯金ができるよ

うになりました。

　離婚して実家に帰って母に甘えていたのですが、3年前に私と子どもたちだけで生活をするようになりました。引っ越しして1年経たずに母が急死しました。しかし、今年無事に三回忌の法要を行うことができました。母が亡くなったことで音信不通だった弟と連絡が取れ、年に何回かは会うようになりました。昨年は下の子どもが結婚し、来年にはハワイで挙式することになっています。今は上の子どもと猫一匹と生活しています。ダブルワークは手放し、今の職場一本でやり繰りもしており、家計簿も5年以上つけられるようになりました。週に2回はホームグループのミーティングにも通っています。

　私がパチンコに依存したきっかけは、対人関係からのストレスと、現実逃避したい気持ちからだったと今は知ることができています。対人関係はいまだに未熟なので、自分の言いたいことを上手く伝えられなかったり、嫌なことを嫌と言えず引き受けてしまったりしてつらくなることがあります。そんな時には、ホームのGAがなくても毎日どこかでGAは開けてくれているのでミーティングに行き、自分のつらいことを話すようにしています。また、スポンサーが回復施設のスタッフであるため、継続して女性ミーティングの司会を月に2回させてもらっています。

　一歩踏み出せばいつでもそこに

　長くやめていると「もういいんではないか」という考えがすぐ頭に浮かんできます。そんな時に、ホームグループや自分がしなくてはいけない役割があることで「まだ離れる訳にはいかない」と気持ちを改めることができます。自分の性格の欠点に気づけても、今まで何十年もこの性格で生きてきた訳ですから「簡単に変わることはないな」というのが実感です。しかし、欠点に気づけたことでパチンコをしていた頃のように、そのことから逃げ出さず、少し立ち止まって考えて、立ち向かうことができるようになりました。いまだに失敗はたくさんしていますが、以前は最初から失敗を恐れてチャレンジすらしていな

かったことを考えれば、少しは成長しているように感じます。

　私自身は病院やクリニックにつながってはいないのですが、時々仲間に誘われて、自分の経験をまだ GA を知らない依存症の仲間に伝えるメッセージ活動というのにも行かせてもらっています。メッセージ活動に行くたびに、「この中の何名かでも GA につながってくれたらいいな」と思うのですが、つながってくれる仲間はいないのが現状です。私は仲間に助けられてきたので、今後は苦しんでいる仲間の手助けができるようになりたいと思っています。GA や仲間は待っていても向こうからは来てくれませんが、自分が足を一歩踏み出せばいつでもそこに存在します。「1 人でも生きていけるし、やめようと思えば 1 人でやめられる」と強がっていましたが、今は素直に 1 人では生きていけないことを理解しています。傷つけてしまった家族に対しては一生かけてパチンコをしない姿を見せていかないといけないと思っています。大きな幸せはなくても、「今日 1 日パチンコに支配されない生活を送ることができたことが幸せ」「何も起きない 1 日が幸せ」とやっと理解することができました。仕事があり、家族がいる。住む家があって食べ物を美味しく食べられる。こんな当たり前のことが当たり前にできなかったパチンコを打っていた頃の生活には、二度と戻りたくありません。

七転八倒人生の回顧と改悟

尾板 継逢 (仮名・75歳・男性)

　古希を機に仕事からリタイアして4年半、晩年を迎えた今「人生は、自分がそのまま反映していて、その責任は自分が負う以外にない」、また「老いたら自分で自分を救っていくしかない」ことを悟りました。

　自分がギャンブル依存症だと知らされ22年、自助グループにつながるもやめられずに6年過ぎ、5年やめたのですが金銭問題でスリップ[※]。その後はアブスティナンス[※]を続けています。部屋にある日記やメモ、体験談集の寄稿文を読み返すたびに、何度も繰り返す事実と七転八倒、狂った自分の生きざまが蘇ってきます。そのなかの一部分を転記し、修正・加筆することで、改めて自分を回顧、改悟できればと思います。

語り、綴った事実 – 棚卸しのメモより

　終戦一年前に生まれ、空襲や疎開した頃のことを母からよく聞かされて育った幼少年期。男5人の三男坊で親や兄たちからのプレッシャーを感じつつも、好きなスポーツや音楽に夢中だった中学・高校時代。部活と飲み会に明け暮れた大学時代。それでも大人や友達がやっている花札・麻雀など勝負事にはあまり興味はなく、周りにはおとなしい良い子として映っていたようでした。

　建設会社に就職して2年後に、学生時代から交際していた彼女と結婚。二人の娘も授かり、幸せな家庭を築くつもりでした。しかし、残業、休日出勤も多くなり、飲む機会も増え、それを理由に毎晩帰宅は遅く、娘からは朝出掛けに「また来てね」と言われる始末でした。中堅となった36歳の時、たまたま職場の仲間の話に乗って買った馬券

※　巻末の用語解説を参照。

が大当たり。そのビギナーズラックが、私のギャンブル人生の始まりでした。

　やがて、何かに行き詰まったときや、自分で思い描いた物事がその通り進まなかったり、他人から批判されたり意見されたときに、そこから逃れようと飲酒だけでなくギャンブルもするようになりました。そうして思いもしない時間とお金を費やしていました。残高ゼロの預金、多額な借金、無駄な時間だけがそこにはあり、生きていくうえで大切なものをたくさん失っていたのでした。しかし、自分ではどうすることもできませんでした。何度も何度も同じことを繰り返し、気づけばギャンブル依存症、強迫的な行動癖、衝動制御障害などの病気になっていたのでした。

　カジノや賭け麻雀など不法賭博や賭博的投資などには手を出さなかったものの、競馬・競輪・競艇、パチンコ・スロット、宝くじには借金が多重債務となるまで狂い、それを解消するにはギャンブルしかないと考えていました。さらには飲酒癖と性的悪癖も重なり、転落のスピードは加速し底は深まるばかりでした。残ったのは、多額な借財と機能不全家族、嘘と不正直、信頼失墜、悪評価、勘当、疎遠、23年間の放蕩生活でした。

忘れられない「言葉とその時」- 回復のきっかけ

　妻の勧めもありカウンセラーによる「嗜癖・依存症の教育プログラム」や精神科クリニックを受診、通院などをしながらGA（そこで教えられた自助グループ）につながりました。しかし、仕事を口実に行ったり行かなかったりで、嗜癖・依存人格は変わらず、ギャンブル、借金、横領、嘘や虚言、風俗、飲酒など衝動癖がモグラたたきのごとく現れ、繰り返していました。「病気はますます増悪して、人相はすっかり変わり、貧乏神が家にいるようです」と妻も手記に書いています。そんな自分の回復へのきっかけには、二つの出来事がありました。

　一つは、ヤミ金から会社や自宅、妻や娘の勤め先にまで電話がいくほどどうしようもない状況にもかかわらずスロット台の前にいた私

に、「どんなことがあっても、やり直しはできます。連絡を下さい」と、その時お世話になっていた中間施設（ギャンブルに問題のある人の支援施設）の所長からメールがあったことです。帰所後には話し合う機会もいただき、別の施設への入所や、退職して改めて支援を受け直すなど今後の方向性についての提案もあったのですが、私は退所を選択したのでした。それは、今も忘れられない「言葉とその時」です。

　もう一つは、その後ウィークリーマンションや会社のソファーをねぐらにホームレスサラリーマンをしていた頃のことです。妻から届けられた離婚届に押印、返送した後、以前通っていた精神科クリニックに助けを求め転がり込みました。院長がフルタイムで働いていた妻に電話して呼び寄せてくれ、1年ぶりに妻と再会。「お前なんか死んじまえ」と言っていた院長が、「この歳で離婚して二人共これからどうなると思う。いい生き方なんてできないだろうし、悪くなるばかりで落ちていくだけだ。やり直してみないか？　私のところに毎日二人で一緒に通いなさい。ミーティングに出なさい。休み以外毎日だよ」と私たちを諭しました。すると、しばらくして「一緒にやってみよう」と妻が言ってくれたのです。辛かったと思います。さらに数日後には、居づらくなっていた会社の理解ある役員の方が、妻も交えた面談をしてくださり、妻の保証（月間生活報告書の提出）や自宅通勤などを条件に、勤め続けることを許してくれたのです。それからは、それぞれ勤めが終わってからクリニックに通院。土日はギャンブルやアルコールの自助グループのミーティングにも参加。約1年間ほとんど毎晩二人で通い続けました。ミーティングが終われば一緒に電車に乗って帰宅するので、少しずつお互いに話をするようになり、貴重な時をいただけたと思っています。

　このようなきっかけとなった「言葉とその時」を与えてくださった施設長、妻、院長、専務に大変感謝しています。そして今がある原点として、決して忘れてはならないことだと思っています。

試練は続くが「天は自ら助くるものを助く」- 回復の道

　こうして、私は自分を取り巻く多くの人たちの支援により再出発したのですが、11年前のゴールデンウィークに、取引先への穴埋めのためにしていた借金が、妻に発覚。これでは考え方が変わっていないし、自分の生き方そのものを賭けの対象にしていたのも同然と考え、自助グループのミーティングでスリップを宣言し、再々スタートすることにしました。多くの仲間に迷惑をかけてしまいましたが、改めて真剣に回復のステップを踏む決心ができました。スポンサー※や先行く仲間にも伝え、相談し、ステップ1から書き出し、スポンサーに棚卸しを話し、ステップ12までを学習、実践しました。

　ミーティングに出続ける。無力な自分を認める。決心する。モラルと財務の棚卸しをする。自分自身の性格・欠点を知る。変えられるものは変えていく。埋め合わせをする。メッセージを運ぶ。回復には12ステップ・プログラムは欠かせません。病気になってしまった事実を認めるための作業が絶対に不可欠です。そうでないと「性格（考え方）を変える」回復の道は歩めません。やめているだけではダメだと言われるゆえんだと思います。今もこの原理を日々続けています。そして辛くなったらいつでもステップ1に戻り、自分を見直すようにしています。

　アルコール依存症の人が、酔って記憶を失った状態での異常な言動を、人に指摘されてもなかなか自覚できないのと同じように、ギャンブルがやめられずに借金を重ねていることが、どのように周りの人たちに迷惑をかけ、苦しめ、いやな思いをさせているかを、ギャンブル依存症の人に自覚させることは難しいと思います。他人に言われてその異常さに気づき、自分のおかしさ、病的であることを認めることができればいいのですが、始めはほとんど認めようとはしません。私もそうでした。

　GAにつながった後にスリップをした時にはいろいろ理由づけをしましたが、本質は「ギャンブルをやめたいという願い」を忘れてしまっ

ていることや、わずかな賭け金だろうが、時間、種類がどうであろうが、その後どうなるか（経験したはずの事実）を考えないで手を出してしまっていることが問題なのです。パートナーや知人などの気づきや指摘がなかったら、意識は低下、罪悪感は欠如、何もなかったかのようにしてしまうのです。ですから、周りの人がそれを話して聞かせることは大変重要なことだと思います。繰り返し、わかるまで、理解できるまで、認めて受け入れるまで話して欲しいです。その一方で、私は突き離されて一人で自分の問題として直視しなければならない状況になったことがありましたが、これも必要な経験でした。それが気づきの大きなきっかけになったのも事実です。

　ギャンブルをやり続ける状態になってしまうと、動機なんてどうでもよくなってしまいます。やがて、周りを意識できなくなり、自分だけの世界に入り込み、記憶まで失ってしまうのです。恐れを抱く、思いやり、優しさ、助けを求める、怒りを感じる、人を思う、考える、人とかかわる、感謝する、働く意欲など、人間としての感情や理性、良心も奪ってしまいます。そんな状況はもう過去のものとして忘れたくなりますが、私たちは決して忘れてはならないのです。

　生まれや育ち、生活環境や仕事はもちろん、つながったきっかけは違っても、自助グループに参加し、仲間と出会い、語り、話を聞き、同じ問題を分け隔てなく共有してくれる場所を見つけられたことは、私にとっても大変大きな力となっています。自分で解決できないときは、仲間や支援者、専門家の力を借ります。自ら助けを求めなければ、助けは力になりません。格言に「天は自ら助くるものを助く」とあり、聖書にも「求めなさい、そうすれば与えられます。探しなさい、そうすれば見つかります。門を叩きなさい、そうすれば開かれます」と書かれています。

いつまでも会い続けましょう！ - 感謝、共に回復

　このようにギャンブルに絡んだ過去の事実を振り返ると、自分の抱えてきた問題に対する責任は、すべて自分自身にあることがよくわか

ります。自助グループやその仲間たちが、回復と伝統のプログラム原理を役立たせるチャンスを与えてくれたおかげで、私はギャンブルをしない生き方ができているのです。そしてそれらの事実を決して忘れてはならないし、そこで感じた恐れ、憎しみ、怒り、焦燥感、苦悩、絶望、自己憐憫、罪悪感などをこれからも回復の礎にできるよう、残された人生を歩んでいけたら何よりだと思っています。

　私は今、ずっと支え続けてくれた妻と一緒に生活し、「散歩が日課、心身健康」を標語に、穏やかな日々を過ごしています。今は、娘や孫たちと会えるときが何よりの楽しみで、幸せを感じる時です。本当にギャンブルをやめてよかったです。

　最後に、家族・親類をはじめ会社の上司・同僚・取引先、友人、医療関係者、そして自助グループの仲間とそのご家族の方々など多くの皆様に心から感謝申し上げます。いつまでも共に生き、会い続けていけたら何よりです。

「嘘と不信と拒否の生き方だった

設楽 寛（仮名・43歳・男性）

私は幸せになれない

　私は、ギャンブルと女性問題がある父と、虐待をする母との間に長男として生まれました。弟には障害がありました。母は、父や祖母や周囲の人たちの悪口を言い、いつも酒を飲み泣いていました。弟を叱る時に、布団叩きで叩き、家事や家の掃除をほとんどしない人でした。私は、そういう家がなんとなく恥ずかしかったのですが、それが普通だと思って生きていました。いつも誰かが大声をあげている家庭でした。

　母子家庭になったことや、弟の障害を友人にからかわれることに恥ずかしさを感じていました。学校の先生も全く助けてはくれませんでした。小学校低学年までは勉強もできず、怒られることばかりでした。母をなぐさめ、弟の世話をして生きていかなければならないと信じ、「私は幸せになれない」と思っていました。自殺を考え、よく眠れませんでした。女性に関心が出はじめた時には、「自分は女性に相手にされない存在ではないか」と感じていたため、「将来結婚もできないかもしれない」という不安がありました。

　小学校高学年からは、勉強して「誰も馬鹿にできないような超一流校」に入学することを夢見ていました。勉強へのとらわれは次第にエスカレートし、参考書をとにかくたくさん買いため、友人と遊ばず勉強に時間を充てました。しかし、実力以上の無理な計画では、勉強は進みませんでした。いつもイライラしており、そのイライラを弟にぶつけたりしていました。弟には暴力をふるっていましたが、「しつけ」だと思っていました。クラスメイトにはいつもヘラヘラして、「いい子ちゃんのふり」をしていました。

中学生になる頃には、母や弟は、「可哀想で心配だけど、重たく憎い存在」で、「学校から帰ったら、母親と弟が交通事故で死んでいたらいいなあ」と思っていました。

　浪人中の秋に、「福祉大学に行けば、自分を受け入れてくれる女性がいるだろう」と思い、あっさりと福祉系の大学への進学を決めました。大学に入学した時には、「資格をとり、友人をつくりたい」と自分なりの計画を立て、「普通の生活をしていきたい」と思っていました。友人ができ、ボランティア活動をしましたが、人といるとなんとなく緊張してしまいました。「自分の緊張や孤独感も彼女ができれば解決する」と思っていました。

麻雀とSEXの日々

　大学1年生の終わり頃に、麻雀を覚えました。Aさんと交際を始め、Aさん宅で生活するようになりました。AさんとのSEXに飽きて、浮気をしていました。そのくせ「Aさんが生活を何とかしてくれる」と思い、依存していました。ボランティアも、男友達との交流も、勉強も、めんどうくさく感じ「いずれやればいいさ」と考え、あきらめていきました。

　麻雀は、大学2年生の冬には学生ローンで借金をするほど、はまっていました。学校を休み、お金を得るために母親にも嘘をつき、仕送りしてもらいました。友人との麻雀はつまらなくなり、雀荘に一人で行って知らない人たちと麻雀をしていました。雀荘で一文無しになり、1時間ほど歩いて帰ることを繰り返しました。負けた日には麻雀をやめようと思い「次に麻雀をしたら死ぬ」と決意をしても、麻雀をしたい大きな感情がわき上がると、結局やめることができませんでした。自分の服を売って麻雀をしたことや、Aさんの財布からお金を盗んだり、約束を破ってAさんを泣かせてしまったこともたびたびありました。祖父のお通夜にも行かずに麻雀をしていました。少しだけ麻雀をしようと思うのですが、結局1晩、2晩とできるだけ長く麻雀をしてしまうのです。「麻雀で生活していければ幸せだ」と考えていたから

です。バイト先のレジからお金を持ち出したりしましたが、犯罪をしている意識はありませんでした。日常の金をしぶって後輩にたばこをたかり、壊れた眼鏡をかけていました。周囲の人たちのアドバイスは聞かず、むしろ周囲の人たちを「馬鹿な奴らが俺にアドバイスするな」と根拠の全くない「自分は優れている」という気もちにすがりついていました。「俺は、サラリーマンにはならないんだ」と強がっていましたが、内心はサラリーマンになれる自信が全くありませんでした。

　浮気相手のＢさんからもお金を借りてギャンブルをしていました。ＢさんとのSEXとお金がほしくて、苦しい二股状態を続けていました。大学４年生の時、１学年上だったＡさんが卒業して四国に行ってしまい、Ａさんとの同棲を解消しました。私は実家で生活していましたが、就職活動をしないで麻雀をしていました。就職試験の日に試験を切り上げて、ＢさんとSEXをし、麻雀をし、深夜からでも雀荘に行っていました。母の財布からたびたびお金を盗んだため、母はお風呂に行くにも財布を持って行きました。友人もいなくなり、卒業論文もＢさんに書いてもらいました。

死んでしまいたい

　「最強の雀士になれるはず。麻雀をやめたらもったいない。雀荘の店員になろうか」とも思いましたが、大変そうなので、卒業後は、就職活動をしながら親戚の家具工場で働くことにしました。しかし、仕事をよく休み、麻雀をしていました。仕事の昼休みに雀荘に行き、帰らないで叱られたこともあります。借金をしている会社は３社になり、親戚に嘘をつき、たびたびお金を無心していました。弟のために母が貯めていた貯金通帳を盗んで麻雀をしました。少しだけ借りるつもりが、すべて使ってしまいました。祖母に「免許を取る」と言って20万円を借り、２晩ぶっ続けで麻雀をしました。借金の返済日には、お金の工面が大変でした。「死んでしまいたい」と何度も思い、首にベルトをまいたりもしましたが、怖くて死ねませんでした。

　Ｂさんから「借金を返せ」と言われるのが怖かったため、27歳の

時に二股交際を続けていたＡさんと別れることにしました。Ｂさんとは結婚する約束をしましたが、私がＢさんに「ＡＶ女優が好きだ」と言って怒らせたことと、Ｂさんの父に、ろくな挨拶をしなかったことが原因で、まもなく破談を言い渡されました。

Ｂさんにふられたものの、Ｂさんに寄りを戻してもらおうと、福祉関連の資格をとる専門学校に行きました。学校の実習でアルコール依存症の自助グループに参加し、そのミーティングでアルコール依存症者が話していた「自分が生きていることがどうにもならなくなっている」というのは私も同じだと感じました。しかし、ギャンブル依存症というほどはひどくないと思っていました。「パチンコを覚え、麻雀をやらなければ大丈夫であろう」と考えていました。

専門学校を卒業して30歳のときに病院に勤務しました。今度は子どもがいる年上の女性Ｃさんと交際し、Ｃさん宅に入り浸りました。次第に一緒に毎日パチンコをするようになりました。賭け金も増え、実家への仕送りをしなくなり、消費者金融で今度はパチンコのためにさらにお金を借りました。1日のパチンコの額を「1万円まで」と決めて、財布に1万円だけいれてパチンコをしてもすぐに負けてしまい、早歩きで一番近くのコンビニで1万円だけおろすことを繰り返しました。

Ｃさんに借金があることを知られ、Ｃさんからお金を借りましたが、10万円しか返さず、残りをパチンコで使ってしまいました。Ｃさんと私がデートで、パチンコに行く気配を感じて、子どもが心配している様子をうっとうしいと思い、子どもを置き去りにしてパチンコをすることもありました。やがて一人でパチンコに行くようになり、Ｃさんに内緒でパチンコをしていました。パチンコは仕事の帰りに毎日やるようになっていましたが、Ｃさんに嘘をつき隠していました。「子づれの人とつきあっているのだからこのくらい許される」と考えていました。定期代として支給された金を使い込み、危うく問題になることがありました。

土日はご飯も食べずにパチンコをし、体調不良でも病院には行きま

せんでした。パチンコをすると嫌なことも忘れることができました。パチンコで大きく負けた時には、「本気でやめたいと思えば、やめられるはずだから」と思いながらパチンコ屋に行っていました。周囲の人が健康的に見え、自分がおとっているように感じていました。

何かが変わるかもしれない

ある時、仕事の関係で性依存症者だというカウンセラーの話を講演会で聞きました。その人は、依存症の自助グループにも通っていました。私は「この人みたいに誰かに自分のことを話せたら、何かが変わるかもしれない」と思い、試しにギャンブル依存症の自助グループに参加しました。「仲間」と呼ばれる人たちに会ってみたいという気持ちもありました。でも、この時は本気でギャンブルをやめようとは思っていなかったです。

カウンセリングにも通いましたが、しばらくは、パチンコは止まりませんでした。とても強い病的なギャンブルへの衝動がありました。カウンセラーから、「このままギャンブルを続けると、施設に行くことになる」と言われました。しぶしぶ、自助グループに参加する回数を増やすことと、12ステップ※に取り組むことを始め、ギャンブルをしない今日一日を続けるようになっていきました。正直、施設までは行きたくなかったというのが、ギャンブルをやめる力になっていました。私の場合は我慢が必要でした。定期的に仲間に会うことでギャンブルを我慢することができました。

ギャンブルをやめて1年くらいまでは、ギャンブルの問題について思い出せずにいました。具体的なことや最近の出来事を忘れてしまっている自分がいました。いやいやながらでもミーティングに通ううちに、自分が今までやってきた問題の大きさがわかるようになりました。それと同時に、すぐに忘れてしまう自分がいることを発見し、自分の問題を忘れないためには仲間と会い、仲間の話を聞き続けないといけ

※　巻末の用語解説を参照。

ないことがわかってきました。また、私が恐れにとらわれ、ギャンブルをすることが「必要」だったことが見えてきました。いつも、恐れから逃げ、怒り、傷つき、傷つけられることを繰り返していました。

　自分のことを守るために、自分がいつも一番でいたくて、人の話が聞けませんでしたが、本当は自分に全く自信がありませんでした。ありのままの弱い身の丈の自分になれないことで、いつも苦しんでいました。恐れにとらわれない新しい「生き方」に取り組む必要があったのです。

　自助グループ仲間から解決方法や実際の体験を教えてもらいました。仲間から「正直、心を開く、やる気」が大切だと教わりました。「嘘、不信、拒否」的に生きていた自分と真逆の生き方でした。その生き方も、私一人ではできず、仲間やミーティングにつながり続けることで、少しずつ身につくことがわかってきました。

　身につけたことも、仲間やミーティングから離れてしまうと、また昔の苦しい生き方に逆戻りすることもわかってきました。一度、仕事が多忙で、ミーティングの回数が減ったことがありました。気持ちの落ちこみや人間関係のトラブルから、また死にかけました。

　ギャンブルをやめてから13年たちましたが、私が、健康的に生きていくためには、自助グループの参加が必要だと確信しています。

ギャンブル依存症からの
回復を楽しむ

笹木 政道（仮名・66 歳・男性）

病院に行ってみたら?

　借金を繰り返しながらのギャンブルから、回復の道を歩み始めたのは「おかしいから、病院に行ってみたら」という、義理の姉の一言でした。大学病院の精神科を受診したところ、医師は「病気ではない」と診断。それを聞いた妻が「絶対病気だから、どうにかしてほしい」と医師に食い下がりました。今ほどギャンブル依存症が医師の間でも一般的になっていなかったのかもしれません。それを見かねたベテランの看護師が県の精神医療センターを紹介してくれ、そこでカウンセリングを受けることになり、初めて「ギャンブル依存症」という言葉を知りました。でも、月に 1 回程度しか受けられないと知り、民間の相談室を紹介していただき、今でもつながりのあるカウンセラーに出会いました。ここでのカウンセリングを通して、ギャンブル依存症を自覚し、自助グループへの参加を促されました。ちょうど、「全国の集い」があり、200 人を超える人たちのいる集会から参加が始まりました。こんなにもたくさんの人がいることに驚かされ、自分だけではないことに気づかされました。こうして、通うのに 1 時間以上かかるのですが、今のグループのミーティング会場につながり、参加するようになりました。

　週 1 回だけでしたが、とにかくギャンブルをやっていた頃の楽しかったことや苦しかったことを話し続けました。そして、仲間の話も聞き続けました。先行く仲間の話を聞いて自分だけだと思っていた行動が、自分だけではないことにあらためて気づかされました。

　ただ、3 か月もすると仲間の話がマンネリ化することもあり、聞く

時間がつらくなったり、自分の話す時間が少なくなってしまうときは、イライラが起きたりしました。つながった頃は、他人の話をじっくりと聞くことができなかったのかもしれません。つまり、自分では気づいていなかったのですが、普段の生活でも人の話をじっくり聞くことができていなかったということです。しかし、幸運にも少人数でのミーティングができ、かなり自分のことを話すことができました。この頃は苦しめた家族のためにミーティングに出て、ギャンブルをやめていたように思います。自分のこととしてとらえられていなかったのかもしれません。

自分は依存症という病気?

津波のように「ギャンブルがしたい」という欲求が押し寄せました。でも「今日一日はギャンブルをしない」と唱えながら、週1回のミーティングの日を待ちました。ミーティングに出て自分の話をし、仲間の話を聞くと、なぜかホッとしました。ほとんど同期につながった仲間の存在も大きく、特にじっくりと聞くことができました。後からつながってくる仲間は、自分がつながった時のことを鮮明に思い出させてくれました。これがミーティングの最もよいことの一つだと思います。何年つながっていても、新しい仲間が来た時には思い出させてくれます。

そうしているうちに、自分は依存症という病気であり、死ぬまで治らないことを認めざるを得なくなりました。でも、「一生、コントロールしながらギャンブルをすることはできない」ということは認めたくありませんでした。それに「回復できる」と言われても、その回復がどんなものかまったくわかりませんでした。ただ「もうやってはいけない」と自分に言い聞かせる毎日でした。

数か月が過ぎた頃、頭ではギャンブルをコントロールできないこと、一生やってはいけないことを理解しつつも、「これだけたくさんのことを知ったのだから、ひょっとするとコントロールできるかもしれない」という考えがちらつき始めました。

ギャンブルをやっていた頃は、道徳的には、借金をしてまでやってはいけないことを理解しているつもりでしたが、感情的なものがはたらけば、そんな理解は無力であることに気づいていませんでした。つまり、性格的な感情の病気であることに気づいていませんでした。そのため、わかった気になって離れてしまう仲間が多いように思います。その津波を打ち消してくれるのが、先行く仲間のスリップ※の話や、新しい仲間がつながってくれることでした。つながって15年以上経ちますが、この時期が一番つらかったと思います。

　そして、やっと迎えた1年のバースデイ※。仲間がケーキとメダルと寄せ書きの色紙で祝ってくれました。長かった1年だけにうれしかったです。このときの色紙とメダルは今でも宝物です。2、3年経つと、「仮面夫婦でいよう」と言っていた妻とも会話が増えてきました。「そろそろミーティングに出なくてもよいかな」という思いが駆けめぐりました。職場の異動もあり忙しくなったこともありました。そんな時「いや、離れてはいけない」と思わせることがたびたび起こるのがミーティングです。前にも述べましたが、新しい仲間と年を経て戻ってくる仲間の存在です。離れると、「スリップをして以前のような生活に戻るかもしれない」という怖さを思い起こさせてくれるからです。「つながる前の状態が自分にとって最悪だった。もう戻りたくない」と自分に言い聞かせながらミーティングに通いました。

　4、5年経った頃、妻から「変わったね」と突然言われました。嘘をつかないで正直に生きることが楽になってきた頃でした。その後、妻は共依存症の自助グループにつながりました。また、仲間が新しいGA会場を開いてくれたので参加しやすくもなりました。職場でも親しい同僚に、依存症で自助グループに通っていることを理解してもらい、助けを受けることもできるようになりました。

※　巻末の用語解説を参照。

スポンサーシップの取り組み

　その後、先行く仲間から「回復の12ステップ」を使ったスポンサーシップ※を提案されました。スポンサーシップ※に取り組むことは早くから必要だと感じていましたが、スポンサーが見つからず諦めかけていた頃でした。ミーティングと違って1対1で取り組むことで、ギャンブルをコントロールできないことを認め、再びやらないために性格を変えていくことを学び、そのためには今までの行動から性格を中心に棚卸しをし、迷惑をかけた人たちに埋め合わせをすることを実践しました。

　自分と正面から向き合うことでつらいこともありましたが、月2、3回のペースで1年をかけた貴重な時間となりました。埋め合わせでは、迷惑をかけた人たちへ手紙や直接会って気持ちを伝えました。怖い気持ちがありましたが、思いがけない反応で、やってよかったと安心できました。例えば、娘からは「私は、お父さんとして認めています。活動を続けてください」とのありがたい返事をもらいました。埋め合わせを終えてすぐ、今度は自分がスポンサーとして、もう一人の仲間とともに、より回復に努めました。自分がしていただいた時より回復に役立ったと思います。私のスポンサーとスポンシーは今でも特にありがたい存在です。

　同時に、「メッセージを多くの仲間に運ぶ」ということで、ほかの会場への参加を始めました。でも、メッセージを運ぶことよりも、会場を回ることで、より多くの気づきが得られました。それぞれの苦しみが違うことや、地方ではホームグループ以外への参加が厳しい仲間の存在や、少数で会場を維持するのが大変なグループがあることも知り、自分がいろいろな会場を回ることができるというありがたさも知ることができました。この頃から、ミーティングに参加することが楽しくなり、今は、月10回程度のペースで参加させていただいています。

　また、更生保護施設や病院、行政へのメッセージ活動も仲間の誘いで始めました。将来への不安や、やめられずに苦しんでいる話や家族

の苦しみも聞くことができました。メッセージ活動の行き帰りの車中での何気ない会話も役に立ちました。アノニマスネーム※のみで本名や住所や仕事先も知らない仲間との不思議な道中は、なぜか楽しいものです。

　3年前の夏は旅行を兼ねて、仙台・山形のGA会場へ。2年前は2泊3日で山梨の3会場へ。昨年は家族旅行の最中に和歌山の会場にも出かけました。ギャンブルをやらなくなったことで、小遣いを少しずつ貯めていくと、ある程度の貯金ができるようになります。それをギャンブルへの誘惑が出る前に使い切ろうと考えた時に思いついたのが、地方で苦しんでいる仲間の話を聞きに行くこと、そしてホームグループの仲間のバースデイの色紙に一言書いてもらうことでした。依存症にならなかったら出会えなかった遠方の仲間とのミーティングは楽しく、次はどこへ行こうかと考えるのが楽しみですし、その仲間とどこかのOSM※や集いで再会するのも楽しいものです。

ミーティング依存症

　ある時のミーティングで、仲間の話から、ミーティングに参加することで家族にいろいろな迷惑をかけていることに気づかされました。ギャンブルでの迷惑とは違った意味で、ミーティングに送り出してくれる家族、特に妻への感謝を忘れていました。通い始めた頃から、「家族のために参加していこう」という気持ちが強かったからです。

　ミーティングが心地よくなってくると、自分の回復を楽しむために参加し、家族のことをあまり考えませんでした。「ギャンブルをやめ続けるために出かけているからいいんだ」という自分勝手な考えが強かったようです。でも、私が夜ミーティングに出かけるために遅くなる夕食や子どもと接する時間など、たくさんの負担をかけていることに気づかされました。

　あるとき、当日の午後、突然ほかの会場への参加を考え、「〇〇へ行って来てもいい？」と妻へメールすると「なぜ私に許可を得ようとするの？行きたいんでしょう。だめなときは『行かないで』と言うから。

行きたいと言えばいいんです」という返事がきました。それからは、「参加させていただく」という感謝の気持ちをもつことができるようになりました。ギャンブルをやらないで生きることが、こんなにも楽だと思えるようになっています。たくさんの仲間と支えてくれる家族、かかわってくれたたくさんの人たちのおかげだと感謝しています。妻から「ミーティング依存症」と言われても、自助グループにつながり続け回復していきたいと願っています。

「大好きなギャンブルから、やらずにいられないギャンブルへ

安西 忠（仮名・70歳・男性）

　子どもの頃、父が麻雀好きで、よく親戚のおじさんや会社の人を家に集めて遊んでいました。それを周りで見ながら興味本位で覚え、ちょっと大人ぶって友達と麻雀をしていたのが高校の頃。大学に入ると麻雀好きの友達ができて、本当によくやっていました。通学途中で雀荘の前で待ち合わせたり、待ち伏せしてメンバーを集めたりもしていました。

　卒業し社会人になっても学生時代の麻雀仲間と連絡を取り合い、またその知り合いやらで麻雀仲間の輪が広がりました。職場や取引先の麻雀好きともよくやるようになり、それはそれで仕事の面でも役に立ったところもありました。

　ほかのギャンブルもやっていましたが、まだ当時パチンコはチューリップ台が出て話題になる程度であまりギャンブル性がなく、競馬も東京の府中競馬場に家族で行くぐらいでレジャーのようなものでした。

　そんなギャンブル大好きな私が、その後20年近く最悪のギャンブル人生を歩むきっかけになったのは、ある日の雀荘での出来事だったように思います。

雀荘での出来事

　その日は仕事仲間5人と雀荘へ出かけ、私が抜けることになった時、雀荘のマスターから声がかかり、「別の卓でメンバーが1人足りないので入ってもらえないか」と誘われました。いわゆるフリーの客が夜毎集まっては卓を囲んでいて、いろいろな人が来ているのは知っていました。普通の人もいましたが、やくざっぽい人もいたりしてちょっ

と怖い感じもありました。

最初は躊躇したのですが、「面白そうだな」というのもあり、誘いを受けて卓を囲むことになりました。いつもと違う緊張感があり、その日は勝ったこともあって何とも言えぬ高揚感がありました。

そしてその日から徐々に雀荘通いが頻繁になっていきました。最初のうちは毎日行っていたわけではないのですが、そのうちにほぼ毎日通うようになっていきました。そこにはいつも1人2人誰かしらいて、行けば必ずできるという感じでした。いなければマスターに頼んで、メンバー集めをしてもらったりしていました。

そして麻雀をやりだすと、途中でやめる事ができなくなっていきました。夕方からメンバーが揃い始め、そのメンバー達は朝に帰るのですが、私はそのまま、夜中に集まった水商売の人達と次の日の夕方までやり、また夕方やって来た人たちとやり続けるのでした。もちろん私は仕事があるのですが、会社には「現場へ直行します」「直帰します」と嘘の連絡をしていました。

徹夜は当たり前で、時には72時間位寝ずにやり続けたこともあります。横に並べた目の前の配牌が縦に見えたり、牌が台から宙に浮いて見えたりしたこともあります。

「何でそんなになっちゃったの」

それだけ麻雀にのめりこんでいけば、当然のごとく自分の小遣いだけで賄えるわけはありません。そしてついに初めてサラ金にお金を借りる日が来ました。その時からギャンブルをやるためのお金と、ギャンブルでつくった借金などを何とかしなくては、というお金へのとらわれに苦しめられ続けることになります。

サラ金で借りられるうちはいいのですが、限度額がいっぱいで借りられなくなると逃げる、そして妻に後始末をしてもらうということの繰り返しでした。その後、妻がサラ金で借りられないようにすると、今度は会社のお金に手をつけるようになりました。サラ金も使い込みも、失踪も最初は怖いのですが、1度経験すると2度目からは正当化

されて怖さはなくなっていました。

　ギャンブルをやらずにいられない「とらわれ」と、お金を何とかしなくてはいけないという「とらわれ」によって、さまざまな行動をとってきました。そんな私を心配した妻が手配した精神科病院に入院しても、3日目にはやりたくてしょうがなくなり、着の身着のままで脱走。家の窓ガラスを割って中に入り、お金を持ち出してパチンコ屋や雀荘に行き、ビジネスホテルを泊まり歩いたこともありました。集金した480万円の小切手を銀行で裏書しておろし、それを持って競艇場へ行き2日で250万円位負け、「もう駄目だ」と思って失踪騒ぎも起こしました。

　ほかにもいろいろなことが積み重なり、妻が「どうしちゃったの、何でそんなになっちゃったの」と悲痛な叫びをあげるのですが、何も答えられませんでした。私も「何で」という同じ思いで、自分を責めていました。そんななか、妻が再び必死で調べて探したある精神科病院へ一緒に行き、そこでGA※の存在を知らされました。

人生のターニングポイント

　平成4年の9月頃だったと思います。原宿の表参道からちょっと脇に入ったビルの一室で行われていたGAのミーティングに、妻と一緒に参加しました。同じような経験をしている仲間の話を聞いて、自分も話をさせてもらいました。しかしながら、そこで自分が考えていたのはギャンブルをやめ続けるということよりも、仕事を何とかしなくてはとか、家族のためにお金を稼いで埋め合わせをしなくてはということでした。

　仕事を探し始めると、幸いにも経験を活かせる業界ではトップクラスの会社に入ることができました。仕事も決まり、週1回のGAにも通うようになり、妻や親兄弟も一安心してくれました。私も気分的には楽になり、誰もが「もう大丈夫」と思っていました。しかし病気の

※　巻末の用語解説を参照。

根深さは半端なものではありませんでした。

　仕事も頑張り、麻雀もパチンコもやることなく半年がたった頃、なぜか会社の同僚に誘われ、昼休みにちょっとだけパチンコをやりました。以前にパチンコは遊び程度だったのですが、結局麻雀のときと同じようにパチンコをやらずにいられないようになっていきました。そしてGAのミーティングからも足が遠のいていきました。麻雀のときと同じように仕事をさぼってパチンコ屋に入りびたるようになり、借金は増え、それから1年後には集金した会社のお金に手をつけるようになりました。使い込んでは、次の集金で何とか帳尻を合わせる自転車操業を続けましたが、とうとう追いつかなくなりました。月末に150万円の集金があったので、「それで最後の勝負だ」と考えました。大金を手に、一発勝負ですべて清算しようと川崎の競輪場に行きました。結局、集金したお金をほとんど使ってしまい、自暴自棄になり、小田急線の線路にうずくまって自殺を試みました。しかし、死ぬこともできずに途方に暮れるなかで、なぜかGAに戻る選択をしていました。

　久しぶりに参加するGAでした。遅れて入っていったのですが、司会の仲間から指名されました。少し間をおいてから話し出したものの、感極まり、「助けて欲しい、もうどうしていいかわからない」と泣きながら言っていました。人生45年生きてきて、心から人に助けを求めたのは、その時が初めてでした。今から思えば、それがその後の人生のターニングポイントになったのかも知れません。

やめ続ける最初の日

　GAの仲間の勧めで、アルコール依存症の回復施設につながりました。まだギャンブル依存症の施設などなく、GAのミーティングも週に1回だけだったのです。施設のプログラムにより毎日3回のミーティングに出ることになりました。施設を出て、仕事についてからも毎日ミーティングに出ていました。それでも、2年間周期的にスリップを繰り返しました。しかし、仲間やミーティングから離れずにいたおか

げで、「やめ続ける最初の日」がやってきてくれました。それから、ギャンブルをやらない 22 年がたちました。

最初の 3 年位は AA[※]、GA のミーティングに通うこととセミナーやフェローシップ[※]に参加することが生活の中心でした。ほぼ毎日ミーティングに通い、仲間に会っていました。「第一のものは第一に」という言葉の実践でした。とにかく、「頭でいろいろ考えるより行動することが回復へ向けての 1 番の近道なんだ」と、経験を積んだ仲間から教えてもらいました。

AA ではいろいろな仲間に出会い、話を聞き、グループの役割を共にやらせてもらいました。それらをすることで、失っていた人とのかかわりをもつことの喜びや、自分の居場所や自己肯定感などを徐々に取り戻していきました。AA で学ばせてもらったものを、GA で返していくという役割を与えられたように思いました。

まだ、少なかった GA の仲間と共に、ギャンブル依存症者の回復施設の立ち上げのお手伝いもさせてもらいました。地方にも少しずつ GA のグループが誕生するなかで、広報活動などの大切さを感じて事務局の立ち上げに参加したり、「事務局だより」「GA ニュースレター」など広報誌の作成に携わったりもしました。GA のオフィスが立ち上がり、仕事を終えて通ったり、休みの日にも通ったり、なぜかそんなに苦にならずにやれていました。あの頃の経験は自分にとって、とても大切な宝物です。

回復への道

私生活では、結局前妻とは別れることになりました。その後、アルコール依存症の女性と再婚することになり、今に至ります。付き合いを始めた頃は、まだお互いに依存症からの回復にはほど遠い状態で、いろいろと大変な事もありました。お酒を飲みたい彼女がお酒を買いに行ったら、追いかけて酒屋を探し回ったり、逆に彼女が私を探してパチンコ屋を回ったりした時期もありました。今では、仲間同士の笑い話になっています。そんな 2 人が今やめ続けて、平和に穏やかに過

ごせているのは、何があってもミーティングを第一に考えてきた長い時間の積み重ねがあったからだと思います。

一緒になった頃は、2人とも両親が健在でしたが私の母親は13年前、父親は11年前に亡くなりました。まだ私が狂っている頃に、母が一度山口県の田舎で危篤になった時も雀荘に入りびたりで、連絡を受けても行けなかった自分がいました。弟と妹はすぐに駆け付けたのに、ひどい長男でした。電話口で泣きながら「頼むから、もうやめてくれ」と訴える父親を裏切ってばかりでした。

そんな両親にも、ギャンブルをやめている時間のなかで元気や安心感を与えることができ、亡くなる前に最後に見た時は笑顔でした。そして弟妹たちも、長男としての私を立てて、しっかりと2人を見送る役目を果たさせてくれました。

妻の父親は93歳で、まだ年齢の割には元気で健在です。母親は5年前に亡くなりました。その母親は、妻が子どもの頃に離婚していて別の男性と暮らしていたのですが、その方が亡くなり一人暮らしになりました。ほかに身内がおらず、妻が通いながら面倒をみていましたが、ある日脳溢血で亡くなりました。妻は2人の兄弟も早くに亡くしており、2人だけで見送る淋しい弔いではありましたが、妻にとっては親孝行ができたのだと思います。

私もつい最近、とうとう70歳になりました。さんざん心配させ、迷惑をかけてきた弟妹たちとも両親の死後は、年に2回ほど食事をしたり、旅行に行ったりしています。初めてのハワイにも一緒に行けました。つい先日も私の古希の祝いを兼ねて、伊東温泉に一緒に行ってきました。本当に感謝です。

30代、40代はギャンブルに振り回されてひどい人生になっていました。GAやAAにつながり、いろいろな仲間との出会いがあって、ギャンブルをやらない人生を送るなかで、充実した50代を過ごし、定年退職した後も、仕事・家庭・ミーティングと楽しく過ごせた60代だったように感じています。この先も、別れた妻や子どもたち、孫たちの幸せを祈りながら、自分も健康で楽しく生きていけたらと思っています。

第4章
家族からの
メッセージ

ギャンブルに賭ける夫と、
夫の回復に賭ける私

藤木 紫乃（仮名・55歳・女性）

　私の元夫はギャンブル好きで、パチンコやスロット、競艇や友人達との賭け麻雀、賭けゴルフ等、結婚前は趣味の範囲で楽しんでいる人でした。お小遣いの範囲でやっているのだろうから全く問題ないと、1989（平成元）年に結婚した後も、私は何の心配もせずに暮らしていました。

　1991（平成3）年、結婚2年目。長女を出産した直後、車好きな彼が自分の愛車を売り、私と娘のために「安全で乗りやすい新車のファミリーカーに買いかえる」と実家にディーラーを呼んだ時には「何て優しい人なんだろう」と喜びました。これが彼の借金返済の手口だったとは、思いもしませんでした。車を売ったお金を借金の返済に充て、新車は新たなローンを組み、気がつけば売ったはずの車のローンが残ったまま、新車のローンも始まります。「売れた車のお金はどうしたの？」と確認するも、「後輩に貸している。月末には返してもらえる」とか、当時、彼の兄と経営していた会社の「資金繰りに充てた」等と

誤魔化されました。今思えば簡単に見抜けるような嘘が見抜けず、ギャンブルでの借金がどんどん増えているなんて、思ってもみませんでした。

ギャンブラーに賭けることをやめられない病

1992（平成4）年、結婚3年目、長女1歳。次女を妊娠してまもなく、初めて借金があることを告白されました。この頃には、誤魔化しがきかなくなるようなことが数々起きました。今までは巧みな嘘を信じてしまっていた私もさすがに騙されなくなりました。私名義のカード会社の明細に身に覚えのないキャッシング。封筒に入れてあったお金がなくなる。突然婚約指輪がなくなったかと思えば、質屋からハガキが届き質屋に入れられていることが発覚。初めて「いったいあなたの借金は今いくらあるの？」と聞きました。自分ではどうにもできないと観念した彼から、780万円の借金があることを告白されました。でも、この時、全部を告白したわけではなく、次の借金発覚までの間、消費者金融2社からの借金を隠していたことは全くわかりませんでした。

こうして、この病気の不可解なしくみに、その後も何度も翻弄され続けることとなります。この時の借金は2人目の出産を控えていたこともあり、「婚約指輪を質に入れるなんて尋常ではない」というショックも大きく、すぐに彼の両親に相談しました。私達がマイホームを購入する時のために、頭金として貯めていてくださった400万円を前借りし、ピアノ購入のために積み立てていた貯金を解約し、娘達の学資保険に予定していた月々の支払い額を引き下げ、残りの380万円の返済をなんとか乗り切ることができました。

しかし、ホッとしたのも束の間、その後も1～3年に1回のペースで200万～500万円の借金を2003（平成15）年まで7回も繰り返されました。

2度目の告白は1994（平成6）年。次女1歳、長女3歳の時でした。「可愛い娘達のためにも改心して頑張る」と、彼は昼も夜も働き、私自身も仕事を増やし、2人で仲良く娘達のために、共に尽力していると思っ

ていたので、この時の裏切られた感、絶望感は血の気が引く思いでした。彼の両親には「二度としない」と固く約束していたし、「どうして気づかなかったんだ」ととがめられることは簡単に想像できました。何より「今度やったら息子を殺して私も死ぬ」と、鬼のような形相で400万円を渡された時の義母の顔が鮮明に思い出され，義父母にはとても相談できませんでした。

　返済のメドもなく、離婚するしかないかと、私の母に告白することを決意しましたが、母の「いくらあれば離婚しないですむの？　なんとか頑張れないの？」という言葉に「私が頑張らなくてはならない。頑張ればなんとかなる」と思いました。繰り返し自分にそう言い聞かせ、無我夢中で「夫婦仲良く」をモットーに、誰にも頼らず返済し、この後も繰り返される借金を誰にも告白せず、相談もせず、2人で「仲良く」返済し続けてしまいました。

　1996（平成8）年、3度目の告白の時には、「本当に申し訳ない」とうなだれる彼の方から、離婚届を渡されましたが、「2人で頑張れば大丈夫」と私は気丈に答えました。1999（平成11）年、4回目の告白の時には、「どこでぶつかって死のうかと、首都高をぐるぐる走った。俺が死ねば保険金がおりて借金を返せる」と言われました。私は「死なれては困る。保険は解約する。お願いだから子ども達のためにも2人で頑張ろう」と言って、すぐに死亡保険金付きの保険を解約し、借金の返済の一部に充てました。この頃から、私の行動も、共依存症の症状がどんどんエスカレートしていたように思います。

　2001（平成13）年、5回目の時には、消費者金融へ私自ら出向き完済。「彼には返済能力がないので、もう二度と貸さないように」と誓約書を取り付けることまでし、「これでもう安心」と、胸を撫で下ろすのも束の間、そんなことが全く無駄なことだということを知ることになります。

　何度繰り返されても、私の共依存症も彼のギャンブルが止まらないのと同じように止まることなく、まるでギャンブラーが、「今度こそ勝てる」と思うのと同じように、「今度こそギャンブルをやめてくれる」

と、ギャンブラーに賭けることをやめられない病に陥っていたように思います。

　2002（平成14）年、6回目の時には、今まで気丈に子育ても仕事も頑張ることができていた私に異変が起き始めました。度々、心臓が口から飛び出るのではないかと思うほどの動悸がし、息ができなくなり、過呼吸を起こすようになりました。貯金も追いつかなくなり、底をつきどうにも策がなく、当時住んでいた賃貸の更新料も捻出できず、月々の家賃も返済に充てなければ生活できない程となっていたので、引っ越すことを決意しました。このことが、また更なる転落になろうとは思いもしませんでした。バブル期に新築で入居したテラスハウスは家賃も高く、当時はその家賃よりも安くて広い戸建て物件を購入できることがわかり、転居して夫婦で力を合わせて、完済に邁進しました。「こんなに大きな借金をするのだから二度とギャンブルはしないだろう」と彼が自ら張り切って、何度も土地を見に出向き、家の設計プランにも熱が入り、2003（平成15）年、長女小学6年生、次女5年生の時、無事に戸建てを購入することができました。

　が、間もなく、またギャンブルにのめり込んでいたことを、彼が失踪するという形で知ることとなります。

ギャンブル依存症という病気

　娘達のミュージカル出演本番の日、「仕事終わりに観に行く」と言って出かけていったきり、彼は帰ってこなくなったのです。私はギャンブルと借金で失踪したと薄々勘づきながらも、事故や事件に巻き込まれていないかと心配し、警察や区役所の相談窓口に行ったりしながら、気丈に振る舞い過ごしていました。電話をしてもメールをしても返事はなく、銀行からの返済督促の電話や不審な彼宛の電話にも対応しながら、彼の行方をどう探せばいいのかわかりませんでした。

　とうとう義父母に隠し通せなくなり、義兄にも相談し、彼がよく行っていたギャンブル場を探してみてくれることになりました。私も「どこか探さなくては」と、いてもたってもいられずパソコンで「ギャン

ブル」と検索してみたら、「ギャンブル依存症」という文字とともに、本人や家族の自助グループのホームページがヒットしました。そこに書かれていた本人の体験談は、彼が書いたのかと思うほどあまりにも似ていて驚きました。「とにかくここへ行かなくては」という気持ちに駆り立てられ、すぐにギャンブラー本人の自助グループや家族の自助グループに連日通いました。聞いたこともない「ギャンブル依存症」という言葉に、「これは病気である」「完治はしなくて、回復し続けるためにミーティングに通い続ける」等、なんとも訳のわからないことばかりでした。自分のしてきたことがやってはいけないことばかりだったと自責の念にさいなまれ、理解に苦しみました。頭の中がぐるぐるし、動悸がし、食べられなくなり眠れなくなり、目眩が頻繁に起こり、ますます具合が悪くなりました。

　1か月間どんなにメールをしても電話をかけても、彼から返事がくることはありませんでしたが、ギャンブル依存症という病気で、治療が必要で、借金のことは心配しないで相談できる場所があることをメールしたら、その日のうちに帰って来て、ギャンブラー本人の自助グループや依存症専門病院に通うことになりました。

茨の道

　病気だなんて知らず、正しい知識もなく、周りの誰も知らないままの「最悪の15年間がこれで終わる」「神に救ってもらえた」「希望が見えた」と思いました。でもこれは、ようやくスタート地点に立っただけで、更なる茨の道はここからでした。

　彼自身は本人の自助グループのミーティングに毎日通い、仲間に出会い、借金の整理を司法書士の先生に依頼し、家のローンを残し、債務整理の手続きをし、「これで安心」と元気に仕事にも励みはじめました。その一方で、私は家族の自助グループのミーティングに行けば行くほど、この15年間の行動が全て否定されたと感じ、自責の念で押し潰されそうになり、パニック障害、適応障害と診断され、度々救急車で運ばれ、とうとう入院することとなりました。

そして、また彼のギャンブルが始まったのです。築き上げてきたものがすべて崩れていく音が聞こえました。私はうつ病と診断され、家のローンの返済も難しくなり、二度目の私の入院中に、買い手が見つかり、彼は自己破産をして家を手放すことになりました。

　2008（平成20）年、娘二人と私のマンション暮らしがスタートしました。彼とはしばらく、別居という形をとり、今後どうするかはゆっくり考えようと思っていましたが、娘達の後押しもあり、別居2か月目に離婚しました。

　高校生の娘達がアルバイトを始め、夕食の支度などもいらないことが多くなり、今まで仲間に誘われても行けなかった、夜にやっている12ステップ・プログラムの勉強会に初めて行ってみました。そこで、何人かの仲間が米国で開催されるアルコール依存症家族の12ステップ・グループ世界大会に行くという話を聞きました。離婚後初めての自分の誕生日をどう過ごそうかと考えていた所だったので、思いきって渡米することを決めました。

　今思うとあの時の即決は私の中で何か不思議な力がはたらいた瞬間だったと思います。この旅行が私の回復への大きな一歩となったことは間違いありません。ホテルの部屋が一緒だった仲間に、帰国後12ステップ・プログラムを手渡していただくこととなり、程なく私自身も仲間に手渡すようになり、体調も少しずつ良くなり、元気を取り戻し始めました。

　その翌年、2009（平成21）年に新しく12ステップ・グループを立ち上げ、心理カウンセラーの資格を取り、塾にも勤めることになり、穏やかに日々過ごし始めました。

彼を心配しない私になれた

　その頃、彼とはたまにミーティングやセミナーで会うこともあり、後にリカバリー・パレード「回復の祭典」の実行委員として共に活動することにもなり、それぞれが仲間と共に回復の途を歩んでいました。また、娘達の誕生日や卒業式、成人式など行事のときには一緒にお祝

いすることもできる「程よい距離感でかかわるよきパートナー」といった感じになりました。私は相変わらず相手の世話をしたくなる感情、よからぬ心配をしたくなる感情、すぐにお金を出したくなる感情等、厄介な気持ちになることはあるのですが、日々、プログラムを実践しながら、仲間と共に祈り、仲間と共に過ごせるようになり、徐々に彼とも上手にかかわれるようになってきました。

そんななか、父が入院し、リハビリを経て自宅介護となりました。その手伝いで実家に通うこととなったため、気がつけば彼のギャンブルの心配を全くしない私になれたのはこの頃からです。離婚してからも、彼の世話をしたくなる私の共依存症は本当に重い病だったと思います。2014（平成26）年、母が骨折し入院することになり、退院後は娘達の独立にあわせて、私は実家で父の介護を本格的に手伝うこととなりました。そして、その1年後、私自身が体調を崩し3か月入院し、その後も手術のための入院を2回することとなり、退院後は彼の家で療養させてもらうために、7年ぶりに同居することになりました。

その間、長女の出産、次女の結婚とおめでたいことも続き、家族で旅行に行ったり、各地で開催される集いやセミナー等に、2人で行ったり、ニューヨークで開催されるギャンブル依存症者と家族の周年カンファレンスに出席するために旅行したりと、離婚してからも程よい関係のまま、あっという間に10年が経とうとしています。彼自身は最後のギャンブルから11年が経ちました。同居してからの3年はあっという間でした。

1989（平成元）年に結婚し、20年間彼のギャンブルに翻弄され続けましたが、ギャンブル依存症に対する正しい知識と12ステップ・プログラムのお陰で、離婚してからの10年間は全く想像もできなかった素晴らしい生き方に巡り会うことができました。

絶望のなかから、回復の途にたどり着き、現在に至るまでの紆余曲折の30年の記録は、私達家族が平成を生き抜いた証だと、今では誇りに思います。そして、この私の経験が、どなたかのお役に立てたら幸いです。

ギャマノンの仲間とつながって

大塚 義之（仮名・67歳・男性）

長男が変わってしまった原因

　私の家族は、妻と長男、次男、三男の5人家族です。二世帯住宅で、私の妹も住んでいます。長男は高校卒業後、東京の専門学校に入りました。入学後2年目になると、通帳からの1回の払い戻しする金額が高額に、頻繁になりました。この頃からパチンコとパチスロが始まったようでした。

　卒業後就職しましたが、半年ぐらいで遅刻が多いために会社を辞めさせられました。その後、就労斡旋のアルバイトや、住宅販売の営業の仕事をしていました。私たちはその間に、2回借金の尻拭いをしてしまいました。1回目は、アルバイト先の店長に横領の手伝いをさせられ、警察の事情聴取を受けた時でした。上司から長男の借金のことを教えられ、本人に頼まれもしないのに妻と2人で相談して、勝手に借金を返済してしまいました。2回目は、2年後に同僚からお金を盗んで警察に留置された時にわかりました。この時も本人には頼まれないのに、消費者金融への返済をしてしまいました。2回目の金額は、1回目の2倍ぐらいになっていました。私は長男の借金に困り果て、妻と相談し、「私たちが近くで監視していればもう借金はしないだろう」と、長男を東京から自宅へ連れ戻しました。

　その後、妻がインターネットで調べたギャマノン※に通うようになり、私は1か月後に何も知らされないでギャマノンに参加しました。私は長男の借金をやめさせてくれる方法を教えてくれる所だと思って参加しました。そこで初めて、長男がギャンブル依存症という病気だ

※　巻末の用語解説を参照。

と教えてもらいました。私は、なぜ長男が平気で嘘を言い、借金を繰り返すのかわからずにいましたが、優しくて素直だった長男が変わってしまった原因が、ギャンブル依存症のためだったのだと納得したことを覚えています。

私たちはギャマノンに通うようになって、お金を出すことは依存症を長引かせるのでやめることを勧められました。そこで、私たちは長男に、あなたはギャンブル依存症という病気で自分の意志ではやめられないことと、今後お金を出すことはやめることを伝えました。本人は黙って聞いているだけで、何も言いませんでした。

私たちは大金は出しませんでしたが、通勤定期を買うお金の立て替え等の少額のお金を出してしまうことや、同居しているのに家計費を出してもらわない等のイネイブリングをやめられないでいました。本人を問い詰めたり、非難しても無駄だとギャマノンで学んでいたので、長男を責めることはしなくなりました。

やがて、挨拶やその日の天気のことぐらいしか会話しなくなりました。話をしているうちに、私が長男を支配コントロールしそうになるので、気楽な会話ができなくなってしまったのです。長男も私たちと会話するのを避けていたようです。

ギャマノンに通うようになった時、私はミーティングで分かち合いをするのが最初は苦手でした。仕事では本音でなく建て前で話すことも多くて、自分の家庭の恥をさらすような気がして、正直な気持ちを表現するのをためらっていました。

自分は病気ではない

通い始めて数か月経ってやっと、ミーティングに参加している人たちは、家族のギャンブル問題で自分の生活に影響を受けたが、そのことに向き合い、自分の生活を大切に生きようとする仲間なんだ、と思うようになりました。お互いに助けたり助けられたりする仲間なのだから、正直な話をしても大丈夫だと納得して、それからは気兼ねなく話ができるようになりました。

ギャマノンに通い始めて1年が経った頃、ギャマノン全国会議に出席させてもらいました。夜のミーティングで「プログラムは自分が踏むものだ」と仲間に言われて私は驚きました。それまでも読み合わせでギャマノンの書類を読んでいましたが、自分のことを「多少は問題があるかもしれないが普通の父親だ」と思っていたからです。自分は病気ではないし、プログラムは病気のギャンブラーがやるものだと思っていたのです。その後、プログラムのやり方がわからないまま、また1年が経ってしまいました。

　私がギャマノンに参加し始めて3年目になった時に、先行く仲間がメッセージを伝えにミーティングに参加してくれました。そして、プログラムの踏み方をわかりやすく話してくれました。その話を聞いて、何だかわからないけれども勇気が出て、私と妻は翌日、ミーティングを開いているほかのグループに初めて参加しました。驚いたことに、やっとのことでたどり着いた会場には、昨日メッセージを伝えてくれた仲間と、私たちのグループの仲間が1人で参加していました。ミーティング後のフェローシップでいろいろな話を聞かせてもらいました。

　私はスポンサー※を探して、プログラムを伝えてもらいました。私は自分にも問題があって、たくさんの人を傷つけていたことに気づかせていただきました。それからはミーティングで自分の考え方や、人との接し方で起こる事について話をするようになりました。それまではギャンブラーの行動や、その事に対する不満を話していましたが、自分の話をするようになりました。ものの見方を変えて、今までと行動を変えるのは難しいことです。すぐ行動してしまうと間違いをしてしまうことが多いので、間をおくために「平安の祈り※」を何回も唱えてから行動を起こすようにしました。今でも何か起こった時は、前と同じような考えが浮かんできますが、冷静によく考えて行動しようと意識しています。

長男は回復する仲間

　実は、プログラムをやった動機は、「プログラムをやればギャンブラーの長男を手離すことができるかもしれない」と思ったからでした。しかし、プログラムをすることと、子を離すことは別なことなので、長い間できませんでした。

　私たちは別のギャマノングループや、GA[※]のグループのセミナーに参加するようになりました。そこには回復している GA の仲間がたくさんいらっしゃいました。その人たちと話をするようになって、「もしかしたら、長男もあの人たちのように回復できるかもしれない」と希望をもつようになりました。そして「今の状態では、長男が自分の問題と向き合うのは難しい」と思いました。長男が自分の問題と向き合って、自分がどう生きていきたいのか考えてもらうには、自活していく以外にないと思いました。「このままでは 1 年くらいあっと言う間に過ぎてしまい、10 年経っても今と変わらないのではないか」と思い、私たちは長男に期限を切って家から出ていくように話しました。

　長男が家を出ていく時に、「私たちはあなたのことを愛している」「回復のための手助けはするから、いつでも連絡するように」と言いました。自死したりしないように、「私たちはあなたのことを気にかけている」ということを伝えたかったからです。

　その当時、長男は料金未払いで携帯電話を使えず、仕事はアルバイトを辞めて別な会社に勤めるつもりでいたようです。ヤミ金からの取り立てに追われて所持金もないようなので、保証協会（保証人を用意できない人の代わりに保証人になってくれる公的機関）付の物件を探してもらい、権利金や敷金等の初期費用は私たちが出し、隣の市で生活を始めました。

　私たちは腹を括ったつもりでしたが、長男は携帯電話が使えないので派遣の仕事ができずに餓死したりしないかと心配でした。そのことをミーティングで話をすると、仲間が応援してくれました。

　長男からは 6 か月ほどで連絡があり、回復施設につながることにな

りました。夜行バスが出発するときに、私たちは長男とハグして別れました。その時から私は長男のことを、「依存症から回復しようとしている仲間だ」と思っています。長男は1年2か月ほど施設にいました。その後、施設に行く前にアルバイトしていた会社の同僚の女性と、3年間施設の近くに住んでいましたが、結婚して、今は隣の市に住んでいます。

「ありがとう」を伝える

　私は今、感謝する気持ちを大切にしています。私は少し自信がつくとすぐ傲慢になってしまい、とても謙虚でいることができません。ですから人や物に感謝して、やって当たり前ではなく、してくれたことに「ありがとう」と伝えるように気をつけています。最初は言いにくかったのですが、何回も言っていると慣れてきました。

　私は仕事で疲れてくると、「自分は一生懸命やってやっているのに、ほかの人は楽をしている」という被害妄想が始まります。「何々なのに」が始まったら、「疲れている証拠だから注意しよう」と気をつけます。毎日の生活にプログラムを使っていくことにはまだまだ慣れていませんが、意識しながらでも今までと違う行動をとりたいと思います。

　今まで気づかないでいたことに、時々ですが気づかせてもらい、それに沿った行動がとれるとうれしいです。人のことはわかるのに、自分の事となると間違いやすいので厄介ですが、周りにたくさんの仲間がいるので助かります。いつも助けてもらうことが多くて申し訳ないので、各地のセミナーやギャマノンの集いには、できるだけ参加して仲間を応援したいと思っています。新しく参加された仲間が少しでも気持ちが楽になれるように、グループの仲間と一緒に、ミーティングやフェローシップ※で取り組みたいと思っています。長男のギャンブル依存症のおかげで、たくさんの仲間と知り合いになれたことに感謝しています。

あの時の苦しさはなぜ？

内海 豊彦（仮名・57歳・男性）

パチスロをやめられない妻

　私が16歳年下の妻のパチスロ依存に問題を感じ始めたのは今から10年余り前、2006（平成18）年頃からになります。その頃たまたま聞いていたFMラジオからの「ギャンブルの問題がある方はこちらにお電話を」というアナウンスが耳にとまりメモをとりました。電話をかけてみるとGA※というギャンブル依存症の自助グループだとわかり、ミーティングへの参加を勧められたことをよく覚えています。また、書店で依存症の本を購入し、自分なりに対応すれば程なく解決すると軽く考えていました。女性は依存症になりやすいといわれているようですが、それは本当だと思います。最初に「やり過ぎじゃないか」と感じてから、3年程でかなりの借り入れをするようになってしまいました。

　なぜ、妻はパチスロをやめられないのか。依存症の本には「病気」と書かれていましたが、十分理解できませんでした。結婚当初から時折パチスロに行くことはありましたが、毎日のように長時間のめり込むようなことはありませんでした。

　そんな妻が、結婚8年目、28歳の時にくも膜下出血を発症。幸い大きな後遺症もなく、仕事にも復帰したかに思えました。しかし、記憶力や集中力の低下を訴えるようになるのと同時に、パチスロには消費者金融から借り入れをしてまでのめり込むようになっていったのです。返済に困ると、実家の両親や姉に嘘をついてお金を借りることを繰り返していました。さらには、私の財布から現金を抜いていくこと

※　巻末の用語解説を参照。

もありました。

　その後、妻は後遺症で、てんかん発作を起こすようになり、救急車で運ばれる事態を繰り返し、仕事も辞めることになりました。脳外科の主治医からは「光や音の刺激が発作を誘発するので、パチンコ店へは行かないように」と言われ、自暴自棄になり余計にのめり込むようになったと思います。

　私たち夫婦には、子どもがいません。その年のクリスマスイブに、帰らない妻を待っていると、深夜に救急隊員から連絡を受けました。倒れた場所がパチンコ店だったためか、警察の事情聴取を受け散々な日となりました。それでも、翌朝には笑顔で病室を見舞い、「退院したらGAのミーティングに行こう」と話をし、12月27日には夫婦そろって初めてGAのミーティングに参加しました。

　GAで私はギャマノン※という家族のグループへの参加を勧められました。しかし、妻の問題で私がギャマノンに参加する必要性は理解できませんでした。私自身、妻との結婚当初に、競馬や友人との交遊による多重債務問題を抱えた経験がありました。しかし、自己破産を経験して、一切のギャンブル、借り入れはしなくなりました。私の場合は、困難な状況に対処するためにギャマノンが必要だったのでしょう。妻は「自分からやめたい」という思いがないので、その後ミーティングに通うこともなく、依存の問題は悪化するばかりで、3年余り苦悩の日々が続きました。

私の心がもたない

　私は仕事依存の傾向があり、仕事に集中している時はギャンブルの問題も忘れていられるのですが、終業時間になると不安な思いが湧き上がりました。「誰かに助けを求めねば」と思う時もあれば、「いや、まだ何とかなる」と思う時もあり、不安を重ねながらもギャマノンのミーティングへは行きませんでした。友人に話したこともありましたが、「離婚してしまえばいいでしょう」という他人事のような意見ばかり。人生の伴侶として覚悟を決めた結婚を、ギャンブルの問題で離

婚するなど考えられませんでした。当時の私は、表面では「優しく理解ある夫」を演じながらも、心の内では怒りと苛立ちを抑えるのに必死になっていました。

　耐えかねてギャマノンのミーティングに参加したのは、2011（平成23）年の東日本人震災の年、2月14日の大雪の日でした。「帰りの電車が止まるかもしれない。いや、こんな日だからこそ行かなければ」と雪の降るなかを道に迷いながら会場に向かったことは忘れられません。その前夜遅くに、一文無しで帰宅した妻が「私は馬鹿だ、死んだ方がいい」と自らを罵倒するのを見て、「だめだ。このままだと私の心がもたない」と心の底から思ったからでした。意気消沈して、足元しか見えていない状況でした。

　会場に入ると、仲間たちが明るく迎えてくれて、参加者皆が苦しい胸の内を黙って聴いてくれ、心が軽くなりました。通い始めた頃は「何でこんなミーティングに来なければならないのか」と思う時もありましたが、苦しい胸の内を黙って聴いてもらえる安堵感を求めて毎週足が向きました。ある程度心の落ち着きを取り戻すと、ミーティングで耳にする「回復の12ステップ※」「一体性の12ステップ※」に興味が湧いてきました。

気持ちを伝える勇気と訓練

　GAのミーティングに参加した時に聞いた「回復のためのプログラム※」と同じようなことを、なぜ家族がやる必要があるのか疑問に感じながらも、「人間が心穏やかに暮らすには、宗教とは無関係に信仰心を養う必要があるのではないか」と思うようになり、自分でも心が安定しているのがわかるようになりました。私の場合、震災の影響もあったと思います。仕事が休みになり、ニュースで報じられている被災者やボランティアの方たちの姿が、自身の内省を深める結果にもなったと思います。

　ミーティングに参加することで、人とかかわりをもつことを「面倒くさい」と思う性格上の最大の欠点を認め、改善する機会が与えられ

たと感謝しています。「優しく、謙虚な性格」と思っていた自分の性格の反面に、「傲慢で自分勝手」な部分があることに気づき、それを正していくことが、ギャンブルの問題だけでなく、仕事や日々の生活のなかで役立つことを実感しました。妻も GA ミーティングに参加して内省を深め、自身の考え方や行動を客観的に考察する機会を得られれば、結果としてギャンブルの衝動を抑える効果があるだろうと確信しました。

　ギャマノンのミーティングに参加するようになり、妻に対する私の態度は大きく変わったことは間違いありません。正直な気持ちを伝えるには、勇気と訓練が必要でした。「強迫的ギャンブラーの妻に現金を渡さない」と頭では理解できても、「できない」「言えない」のはなぜか。口論になると「面倒くさい」と本音を言わずに済ますことに慣れ親しんでおり、この現状を義理の父母にも「話さなければならない」と思っても、逃げ出したいばかりでした。

　通院のための費用として家に置いておいた現金を、パチスロで使ってしまう現状をどうするかは死活問題でした。「通院して、てんかんの予防薬を飲ませなければ死んでしまうかもしれない」「私は自分が稼いだ給料がパチスロで浪費されることは耐え難い」と考えた私は勇気を出して、妻に「死にたくなければ、事情を説明して後払いで通院するように。後で私が病院に支払いに行くから」「もしも死んでしまったとしても、寿命と思って受け入れる」と絶対に譲らない態度で臨みました。その後、妻はなかなか病院に行かず、どうしたものかと思いましたが、心は軽くなり本音の話ができるようになりました。ギャマノンのミーティングで読み合わせる書籍を一緒に読み、生き方を語り合う時間をもつこともありました。

　「全国の集い」という大きなイベントが沖縄で開催され、ここに参加した経験も有意義でした。ギャマノンのミーティング参加者は圧倒的に女性が多く、妻の立場や母の立場の方が大半です。夫の立場で長くかかわるメンバーは非常に少ないようです。

　妻は北海道出身で、「北海道では冬に仕事がなく、パチンコや麻雀

で一冬に百万単位の負債ができるのは普通のこと」と話していました。ギャンブルの問題は、誰にでも起こり得ることだと思います。

　私は先に述べたように、自分にもギャンブルや浪費の問題があったので、父母との関係は最悪でした。さまざまなメンバーと出会い、心を開いて話を聞くと、私自身がギャンブルをしていた頃の父母の思いや、結婚当初の妻の思いを察することができるようになり、反省と謝罪をすることで関係性がよくなりました。

適度な依存対象を多くもつ

　「依存症は、本能が誤作動する病気」と説いた方がいらっしゃいます。私も共感しています。依存の対義語は「自立」です。自立の定義は、適度な依存対象を多くもつこと。程よく依存することは人間ならば誰もが必要なことと思います。子どもが幼い間の親子関係がよい例だと思います。

　ギャマノンの書籍には、「ギャンブル依存症」という記述はありません。「ギャンブルの問題の影響を受けた」とあります。依存症かどうかはあまり問題でないと思います。本人も家族も、依存症という病気は受け入れがたいものです。私もそうでした。家族が癌や難病の診断を受けると、周囲の人たちはどう思うでしょう。「お気の毒に」とお見舞いの言葉を惜しむ人はいないでしょう。「ギャンブル依存症」という病を患うことが、非難や陰口の対象になることは現状では避けられないのならば、依存症を「病気だ」と言われても受け入れられないでしょう。自然に依存の問題が受け入れられる時代が訪れることを心から願っています。そのためにも、末永くギャマノンとのかかわりを続けたいと思っております。

　その後、妻は重いてんかん発作による呼吸不全により、33歳の若さで他界しましたが、神様が定めた寿命を全うしたものと受け入れることができました。

　今までにない、新しい生き方を得るチャンスを与えてくれたギャンブラーの妻と、出会った多くの人々に心から感謝しています。

神様はいました

佐倉 みき（仮名・63歳・女性）

偽造給与明細書

初詣から帰宅して、偶然借金につながる怪しいものを見つけました。娘が自作した「給与明細書」です。笑えるような高収入。どうして？それまでも何度か借金していることは知っていましたし、お金の使い方がおかしいおかしいと、私はちょっと刑事のようになっていました。「何に使ったの？」と聞くと、「洋服とか買ったり、ゲームをして遊んだ」と言うのです。しかしそれも、娘を大学中退にまで追い込んだ「躁うつ病」のせいだと思い込んで、深く追求することはしませんでした。以前、処方薬をすべて持ち失踪した娘を探し回ったこともあり、「死にたい」と言われることが私は怖かったからです。

一旦休学して、地元の大学病院の精神科に入院した時も、はっきりとした形で「借金発覚」があり、その時も「死にたい」と言うので開放病棟から閉鎖病棟に移りました。病棟医に相談すると「それくらいの金額でよかったですよ。1日で500万、1000万使う人もいますから」と凍りつくような返答でした。私は当然のように主導権を握り、カード類の管理や返済計画を立てて返していきました。

ですが、今回の金額は今の私には、とても返済できるものではありません。それは半年前、私と息子、娘、愛犬で家出をしてきていて、生活するのがやっとだったからです。「お金は何に使ったの？ 全部でいくら借りてるの？」娘は黙ったままです。二人で向かい合いどれ程時間が経った頃でしょうか。

やっと娘は「借りたお金はほとんどパチンコやスロットに使った。消費者ローンから200万借りている」と言ってくれました。私は驚きすぎて言葉が見つかりませんでした。頭の中で「何で？ 何でパチン

コ？ パチンコとは無縁の家庭だったよね？」と思っても、口に出す
ことはできません。2社からの借入で自転車操業して返済に見せかけ
ていたものが、限度額いっぱいになり、偽造した給与明細書でもっと
借りられるようにしているのだと気づきました。「もうダメだ。この
返済は無理だ」パチンコのことは置き去りにして、頭の中は借金・借
金で埋め尽くされました。

　お正月が明けたら「法テラス」※に相談して、自己破産で綺麗に整
理してから、2人で何処かでなるべく人に迷惑かけないように「死ぬ
しかない」と考えました。生きていて今度はヤミ金に借りられでもし
たら、どうなることか…。

　そして長い間疎遠になっていた兄と、家出することを唯一話した妹
に電話をしました。兄は「うつがひどいんじゃないか？」と言い、妹
は「近くで話を聞いていた精神保健福祉士の甥が『それは依存症じゃ
ないか？　すぐに近くの精神保健福祉センターに相談して』と言って
いる」と言いました。返ってきたのは、思いがけない言葉だったので
す。

えっ、依存症?

　その時初めて依存症という言葉を聞いたくらい、私は何も知りませ
んでした。それでも「この借金を何とかしなくては」と思い、娘と法
テラスに行きました。担当の弁護士さんは、あっさりと自己破産まで
の流れと費用について説明してくださり、契約期限日も決まりました。

　自己破産にかかる費用の相談もあるので、私は市役所の福祉課を訪
ねました。そこでも精神保健福祉センターを勧められ、頂いた資料を
見ると場所は先月まで私がパートで働いていた店の近くでした。「こ
こなら迷わず行ける」と思ってすぐに電話をし、相談の予約を取りま
した。その日から予約日の1月19日までとてもとても長く感じられ、
図書館で自己破産や依存症関連の本を借りて読み漁り、依存症の回復

※　巻末の用語解説を参照。

施設というものがあることも知りました。しかし「回復施設に入所するにしても、結局お金が必要じゃないか」とどんどん落ち込んでいき、空腹も感じず、眠れず「どこでどう死のう」と考えるばかりでした。

　そして迎えた19日、娘とは別々の面談でした。私を担当した相談員さんからは「ごめんなさい。寒気がします。なるべくしてなったギャンブル依存症という病気です」ときっぱり言われました。そして「午後から、そんな家族のための『家族教室』という勉強会があるので、参加してみませんか?」と誘われ、日程表を頂きました。でも私は、娘と少しの時間でも離れることがますます怖くなっていて、その日は参加せずに帰宅しました。

　帰宅後、頂いた日程表で女性のギャンブル依存症回復施設「ヌジュミ」を見つけ、20日に娘自ら電話し、翌日2人で横浜まで行きました。施設長さんも職員さんも笑顔で「ヌジュミに来てくれてありがとう」と娘の手を両手で包み、迎えてくれました。そして熱心に娘の話を聴いてくださり「よく頑張ったね」と言いました。娘は号泣し、側で聞いていた私も涙が止まりませんでした。

　私が精神保健福祉センターでもヌジュミでも、一番聞きたかったのは借金問題です。どちらでも「今、借金の整理をしてはいけない」と言われましたが、法テラスの弁護士さんは、あっさりと自己破産を説明してくれたので、どうしても納得しきれませんでした。家族教室の日程表には、次週が半年に一度ある司法書士の先生の講座であることが書かれていたので、初めて参加しました。先生のお話を聞き、「どうして今借金の返済をしてはダメなのか」やっと理解できました。その理由は、①本人のギャンブルが止まっていない、②依存症という病気であることを認めていない、③医療や回復施設につながっていないためでした。私が自己破産の申し立てを取り下げる電話をしたのは、契約期限日の夕方のことでした。

　精神保健福祉センターでもヌジュミでも、「娘さんと離れられますか?」と聞かれ、私は「はい」とはっきり返事をしましたが、「今は無理無理」と心の中では思っていました。ですが、その道のプロの方

たちがそう言うのですから、それが一番いいのならと思い、今度は一人で市役所の女性相談室に行きました。

すべてお話すると、ここでもやはり「離れた方がいい」と言われ、「こちらでヌジュミに通えるように費用のことも含めて、いろいろ手続きしますから心配しないで。着替えと洗面用具だけ持って、娘さん一人でここに来るように言ってください」と言われましたが、とてもとても私は悩みました。娘を手放すことが怖くて怖くてたまりませんでした。ですが市役所から言われた日まで5日しかありません。「ヌジュミの場所もわかっているし、会いに行ける距離だし、娘も『ヌジュミに行きたい』と言っているし」と思って決断しました。その時の娘は、パチンコをやめたい気持ちと、初めて借金の督促状が来る怖さと、どちらの気持ちの方が大きかったのでしょうか。

ターニング・ポイント

2月15日の朝、キャリーバッグ一つで娘は家を出ました。「行ってきまーす」「行ってらっしゃーい」2人とも平静を装いながらも、「こんなはずじゃなかった。3人で力を合わせて新しい人生を生きるつもりだったのに。これからどうなるんだろう」と私の心の中は真っ暗でした。

そして、そこから私の家族教室通いが始まりました。何かに憑りつかれたように、毎週毎週いろんな先生方のお話を聞きました。そこでは「どうしたら医療や回復施設につなげられるのか」悩んでいる家族がたくさんいました。娘のように「パチンコで借金を作った」と言ってくれ、「回復施設に行きたい」と、とんとん拍子につながったケースは稀なことだとわかりました。

依存症という病気の大変さを知れば知るほど、娘に申し訳ない気持ちでいっぱいになりました。嘘で使われたお金や大切な物を売られたことよりも、娘がずっと抱えていた「孤独」「不安」「寂しさ」などに全く気づけず、また打ち明けてもらえる母親ではなかったことが悔やまれました。家族教室で「育て方が悪かったのではありません」と何

度言われても、私は受け入れることができませんでした。世間では「笑顔の絶えない明るい家庭を築きたい」という言葉をよく耳にしますが、真逆の家庭環境でした。

　私の家は家族だけの自営業で、早朝から夜まで、仕事仕事仕事。夫のご機嫌を伺いながらの仕事仕事仕事。子育て以前の問題です。緊張感いっぱいの張りつめた毎日でした。何が原因でそうなってしまうのかわからないことも多く、「えっ？　また？」。夫が急に不機嫌になり、口をきかず、無視され続け、ドアを激しく閉めて鍵をかけて籠り、注文分の仕事をしてくれるのか、くれないのか。新しい注文を勝手に受けていいのか、いけないのか。ハラハラ、ドキドキ。

　そんなことで頭がいっぱいで、子どもたちにトバッチリが行かないようにすることに懸命でした。それなのに、夫が一番会話する娘に夫の食事を部屋の前まで運ばせていました。娘は時々嫌がりましたが、私はそんな時娘に逆ギレしました。最低な母親です。こんな家庭しか作れなかった自分を、責めて責めて。子どもたちに詫びる気持ちで、私はどんどん苦しくなっていきました。大人になった子どもたちを巻き込んでの緊張家庭はもう破裂寸前。「ここに居続けたらみんなおかしくなる、遅かったけれど家を出よう。子どもたちの人生はこれからだ、きっと上手くいく」そして、3人で、こっそりと家出の準備を始めたのでした。

　これまでの私は、悩んだり困ったりしても、誰にも相談せず、むしろ平穏な家庭を演じてきました。しかし、積み上げてきたものすべてを捨てて家出をし、誰も知らないこの街に来て、誰の目も気にせずいろんな場所へ相談に行き、思いがけない返答であっさり解決。私は娘の病気から「一人で抱え込まずに誰かに相談する」ことの大切さを学びました。

心の穴を埋めるもの

　家族教室は「娘のための学びの場」かと思っていました。娘のことで頭がいっぱいで、ほかのことを考えられず、笑うことも忘れ、冷静

な判断もできない共依存になっている「自分のための学びの場」だとやがて気づきました。本人を変えるのではなく、接し方や言葉かけ、伝え方など、まず自分のかかわり方を変えることを学びました。家族教室には多方面からいろんな先生方が来られ、具体的に教えてくださいます。

そして気づくと、あんなに苦しかった心が少しずつ穏やかになっていました。それは同じ体験をもつ仲間に出会えたこと。「一人じゃない」と思えたからです。同じように娘からも「仲間と出会い、一緒に回復プログラムを学ぶことで、段々と穏やかになれた」と後に聞きました。

娘と離れたことで、ぽっかりと空いた私の心の穴も、パチンコをやめたことでぽっかりと空いた娘の心の穴も、同じ体験をもつ人とのつながりでしか埋まらないのだと実感しました。それぞれの道を歩き始めた私と娘。お互い道は違うけれど、二つの道はつかず離れず並んでいます。でこぼこで歩きづらく、転んだり立ち止まったり、後戻りしながらも、先行く仲間の笑い声がする方へ歩いています。

隣りの道を歩く娘たちに聞こえるように私も笑います。そうすれば「あれ？　あの笑い声は私の母じゃないかな？　楽しそうにしているなあ。心配させたなあ」と、本人たちが背負っている荷物を少しでも軽くしてあげられるんじゃないか。そして、それが家族の支援ではないかと思うからです。

娘のギャンブルが止まって6年が過ぎました。ヌジュミを終了した現在はGAに週1〜2回通い続けています。ですが、まだ社会に出ることはできていません。ギャンブルの下に見え隠れしていた病気が次々とあらわれてきていて、娘は、ゆっくりと、一つずつ克服する努力を続けています。私は特別な心配はしていません。娘には、多方面からのサポーターがたくさんついてくれているからです。

私の口出しは無用です。と言っても、つい間違った言動で失敗することも多々あります。それは家族教室で学んだことで、私が一番大切だと思っている「距離感」と「境界線」です。そんな時は、仲間に話し、笑われたり慰められたり。また逆に私が笑ったり励ましたりして

います。仲間は一生モノのかけがえのない存在です。

家族仲間へのメッセージ

　ただ一つ残念なことは、せっかく高い壁を乗り越えてたどりついた家族教室を早々に辞めて行く家族が多いということです。焦らずつながり続けていれば、やり方やタイミングはそれぞれ違っても、回復につなげる共通点があります。

　その時のために、相談員の方とこまめに状況を共有しながら学び続け、落ち着いて決断できる自分になっていられるように、一緒に歩みませんか。1人ではありません。わかってくれる仲間がいます。本人たちもたくさんのギャンブル場を通り過ごす生活を一生続ける努力をしています。家族が落ち込んでばかりはいられません。相手は立派な大人です。自分の思うようにコントロールするのは、もうやめにしませんか。私たちが健康に過ごし、本人たちを手放し応援しましょう。

　私たちに神様はいました。そして見えない力で、たくさんの人と巡り合わせ、娘をヌジュミへ、私を家族教室へと導いてくださったのです。

ギャンブラーは、
僕の病気を気づかせてくれた

長谷川 正行（仮名・52歳・男性）

僕たちの家庭環境

　僕は今、ギャマノン※という自助グループに通っています。ギャンブル依存症の問題を抱える家族の会です。

　まず、僕たちの家庭環境を振り返ります。僕の家族は、父、母、姉、僕、弟の5人家族です。父は小さい頃から学校にもあまり行かせてもらえず、親の豆腐売りの仕事の手伝いをさせられていました。そんな父は、おそらく親からの愛情を受けていないと感じていたのでしょう。中学校を卒業すると、すぐに上京して働き始めました。お金を稼ぐことに必死でした。がむしゃらに働いていました。お金があれば幸せになれると思ったのでしょう。それとも、親を見返すつもりだったのでしょうか。母は、そこそこ恵まれた家庭だったかもしれません。ただ、祖母のしつけは厳しかったようです。そんな2人が結婚して、僕たちが生まれました。若い頃は生活が大変だったようです。

　僕たちが小学生になる頃には、父は自営の仕事を始めて、母も手伝っていました。朝早く出て行き、帰ってくるのも遅かったです。僕たち子どもは仲がよかったです。特に弟は、僕の後をいつもついてくるような子でした。僕と弟は年子でした。僕たちは俗にいう「鍵っ子」でした。今思うと、親と過ごした時間が少なかったように思います。AC※という言葉が気になります。そして、僕の5歳年上の姉が高校を中退しました。その後に、うつ病になりました。ここら辺から、何かいろいろな出来事が起き始めたような気がします。僕自身は、親が喜

※　巻末の用語解説を参照。

ぶのでテストで良い点を取ることに頑張っていました。それに対して、弟はあまり勉強が好きではなく、できませんでした。弟は苦しかったのかもしれません。やがて、僕はそこそこ良い高校に入り、弟は下から数えた方が早い高校に入りました。この辺りから、僕と弟の隔たりができてきたのかもしれません。

シュンと悲しそうになる弟

弟は、高校に入ると悪い友達とつるむようになり、だんだん親の言うことも聞かなくなりました。弟は気の弱い性格なので、友達の言いなりだったような気もします。そして、夏休みになり2学期が始まる頃になると、「学校に行きたくない」と言い出しました。後でわかったのですが、弟はいじめを受けていたようです。ずっと友達の言いなりになっていたのでしょう。

学校を辞めてからも、友達の電話には居留守を使っていました。親は「学校を辞めるなら、家の仕事を手伝え」と言いました。弟は素直に従いました。弟は仕事を頑張っていました。当時、月に2回ほどしか休みはなく、外仕事なので、雨が降れば休みになりました。そういったときには、飲みに行ったり、パチンコをしたりするのが弟の遊びになっていきました。「友達と時間が合わせられないというのは、人間が孤立してしまう要因になるのかな」と思いました。

そして、僕は高校が終わり、大学の話が出てきた頃、特別に行きたいところもなかったので、専門学校への進学を選びました。それも父の仕事に役立つ、建築科を選びました。ここでも親の顔色をうかがっていました。ですが、専門学校は課題が多く、家に帰っても勉強をしなければならなかったのです。少しそれが苦痛になっていました。

当時、父の仕事は、父と母と職人さんと弟の4人でやっていました。あるとき、弟が少年院に入り、それと同時に父がうつ病になりました。仕事をする人が、母と職人さんの2人になりました。僕は「もう、専門学校を辞めたいな」と思っていた時期だったので、体よく仕事を手伝い始めることにしました。ここから、僕と弟の2人で、父の跡を継

ぐことが始まります。兄弟が一緒に仕事をするといろいろあるんです
よね。お互いに意識して、張り合ってしまいます。お互いにダメなと
ころをつつき合っていた気がします。ここから弟のパチンコ狂いが加
速していきました。仕事のストレスもあったのでしょう。仕事が終わ
ると、毎日行っていました。僕と母は叱ったりしていました。

　そして、いつしか消費者金融で借り始めて、母や僕にお金を借りる
ようになりました。僕は弟が悲しそうに言ってくるので、仕方なしに
貸していました。1か月の間に貸すお金が多くなると、「もう貸せない」
と言うのですが、弟がシュンと悲しそうになるので、また貸しました。
そのうち、他人の家にお金を盗りに入るようになりました。ヤミ金か
ら借りたこともあり、その時は、僕らも怖くなり、すぐにお金を渡し
て返させました。

　何度、刑務所に入ったでしょうか。4回か5回くらいだと思います。
出てくるたびに「今度こそは、まじめになろう」と励ますと、最初の
うちはいいのですが、すぐに元の生活に戻ってしまいます。ですから、
犯罪を起こさないようにするために、余計にお金を渡すという悪循環
が起きていたのだと思います。

　そして、今から6年くらい前に事件をまた起こしました。警察で取
り調べを受けている頃、裁判のために弁護士さんがついてくれました。
この方が熱心な方で、僕と母にギャマノンのことを教えてくれました。
これが、僕の転機になりました。

心配の先回り

　僕は、弁護士さんの言うとおりにギャマノンに行きました。そこで、
先行く仲間に「とりあえず、最初の6回は続けて来てみてください」
と言われて、言われるままに通いました。僕にとってよかったのは、
その時、弟は刑務所にいたので、1年と3か月くらい弟がいない間に、
ギャマノンで学べたことだと思います。この間に、今度弟に会うとき
は、どう対処しようかとばかり考えていました。最初の頃、仲間に「施
設に入れることもできるのよ」と提案されました。でも、弟はすごく

嫌がるだろうなと思い、聞き流していました。たぶん、僕も母も施設に入れるのは嫌だったのでしょう。ここが共依存の部分でしょうね。

　母はもう高齢ですので、これ以上苦労をさせたくありません。「悲しませたくない」という思いから、弟への対応は僕がするようにしています。子どもを思う母の想いを、僕は大事にしています。ギャマノン歴は、もう少しで丸5年になります。

　ギャマノンで気づいたことがたくさんあります。まず、僕は弟の心配を先回りをして、弟から頼まれる前に口を出していました。「こうした方がいいよ」って。それは、「自分の方が弟より正しい」という自分の傲慢さからです。弟を助けることにより、「お前はできてないんだよ」とバカにして、本人に任せなかったのです。それは同時に、弟が自分で考えて行動すべきことを、僕が待てなかったということでもあります。要するに、ずっと僕は、弟が生きたいようにさせてこなかったのです。すごくコントロールしていました。

　弟が刑務所から出てきたとき、僕は弟にギャマノンで学んでいることを伝え、「これからは、お前のしたいように楽しく生きればいいよ」と伝えました。もう、弟の邪魔をしないことを宣言しました。でも、できる限りの助けはしようと思いました。ここがとても難しいのですが。この病気の癖は、やり過ぎてしまうことです。そして、逆に意地悪で手助けしないこともあります。丁度よい、程よい援助ができないのです。下手くそなんですね。その時に、弟が「パチンコはやめないとだめかな」と聞いてきました。僕は「自分がしたいなら、いいんじゃない」と答えました。この答えは、ギャマノンの教えとは違うかもしれません。でも、弟が決めて、覚悟しなければ、何も変わりません。

弟のことより自分のこと

　弟にGA※という自助グループの存在も伝えました。「行ってみるといいよ」と。数回は行ったようですが、今は行っていません。僕は、弟のことより自分の病気に向き合わなければいけません。ギャマノンにつながってから5年間、本当に数回のお休み以外は、週に1回から

2回、まじめに通ってきました。以前の自分から変わってきたことにも気づけるようにもなりました。通っている間に、僕が弟にどうしてほしいのかもわかりました。ギャンブルをやめることより、僕にお金を借りないでほしいということです。弟が僕に話をしてくるのが怖かったです。今度は何を言われるんだろうって。

　弟が刑務所から出てきたとき、最初は全然お金がないので、お金を貸すことから始まりました。そして、あれから3年経ち、僕への借金は100万円近くになってしまいました。弟と一緒に暮らすということは、本当に大変なことだと感じています。でも、この3年間で弟の考え方が少し変わってきました。2人で相談して物事を決めるように、少しずつなってきました。お金のことも、弟は給料の前借をやっとやめることができ、僕への借金を、毎月少しずつ返し始めています。この部分もできたり、できなかったりの繰り返しです。容易には回復しないのです。そして、簡単にまた元の習慣に戻ってしまいます。だからこそ、覚悟してやり続けることが大事なんだと思います。

　最近、思うことがあります。ギャンブラーの数だけ、回復の仕方も、それぞれさまざまなんだなと。今は母と弟と3人で暮らしているのですが、僕の覚悟のなかに、母がいなくなったら、弟と離れるというのがあります。その時にならないと、わからないですけどね。ギャマノンでは、「今日一日」という言葉を大切にしています。僕は「今、この一瞬」を大事にしています。

　僕は今、幸せです。ギャンブラーに、自分の病気を気づかせてもらえたし、ギャマノンにつながれたし、前より自分の生きづらさが取れてきて、仲間と楽しく学んでいけるからです。ギャンブラーに本当に感謝です。すべてに感謝はできないけれど、「ギャマノンを教えてくれてありがとう」そういう気持ちです。

　僕はこれから、まだまだ苦しんでいる未知の仲間たちと出会うことを待っています。自分がしてもらったように、仲間の手助けをしていきたいと思います。自分の回復のためにも。最後に、この機会を与えてくれたみなさんに感謝します。ありがとうございます。

兄と私のメリーゴーランド

佐藤 なつ（仮名・40歳・女性）

「ピンチはチャンス」「神様は乗り越えられない試練は与えない」この二つのメッセージは、ギャンブル依存症者の家族や友人のための自助グループである「ギャマノン」へつながり、仲間と出会い、そこで頂いた私にとってとても大切なメッセージです。

止まることのないメリーゴーランド

私の兄がギャンブル依存症者です。父もギャンブルやアルコールがとても好きな人でした。今思うと、父もれっきとしたギャンブル依存症者であり、アルコール依存症者でした。

父は私が高校生の時に病気で他界しており、兄は当時勤めていた会社を辞め、自営していた父の会社を受け継ぎました。当時は「長男なんだから受け継ぐのが当然」という、私や母の見えない「圧」や「プレッシャー」を感じていたのだと思います。

優しい兄なので、望んでいない仕事だけど自分がやらなければいけない、経営のことも現場の仕事も覚えなければいけないと考え、とても大変だったと思います。しかし、兄からは「大変だ」「つらい」などの弱音を聞いたことがありませんでした。必死で会社を守り、私たちを守り、兄の子どもたちや家族を守ろうとしたのでしょう。きっと、気分転換のつもりでパチンコやスロットをやり始め、それがやめられなくなったのだと思います。

ギャンブルをしながら仕事をしていたようなので、「昼間にどこかにいなくなる」と母はよく言っていました。10年ほど経った頃、会社の経営状況が悪くなり、やむを得ず会社を閉めることになりました。銀行からの借入れや、知人からの借入れは会社の経営のためだと思っていましたが、今思うとギャンブルで作った借金もかなりあったのだ

と思います。父が建て私たちが住んでいた自宅も売りました。

　兄は、当時小学生だった子どもたちと妻の実家に居候しながらアルバイトをしていました。

　数か月後、義姉から「兄さんは、パチンコをやって借金をしているようだ」と連絡がありました。信じられませんでした。「あの、しっかりした、頭が良くて優しい兄が、子どももいるのにそんなことをするはずがない」と思いました。それから私は兄に頻繁に電話をしたり、メールをしたり、兄の行動を監視し始めました。とうとう兄は家を追い出され、一人で生活することになりました。

　兄のギャンブルが加速するにつれて、私の監視も同じようにエスカレートしていきました。兄の時間の管理、兄がした借金の肩代わり、兄の仕事探し、頼まれてもいないのに動き回りました。そして何度も裏切られました。何度も泣きました。ギャンブル依存症の兄と共依存症の私が一緒にメリーゴーランドに乗って、止まることのない苦しい時間を永遠にグルグルと廻っている感じでした。何度も兄と話し合いをしましたが、兄と話をしていても、兄の気持ちや意識はここにあらず、といった感じでした。きっと、お金の工面のことや、ギャンブルのことで頭が支配されていたのだと思います。

　この時、私は結婚したばかりでした。主人からは「このままだと、こっちがダメになるよ」と言われていましたが、「家族だから兄を助けるのが当然」「ほっておくなんて、できない」と思っていました。

　しかし、私の方も限界がきました。夫が家を出て行き、私もボロボロになり底をつきました。そしてインターネットでギャンブル依存症のことを知り、藁をも掴むように母と私はギャマノンへたどり着きました。

メリーゴーランドから降りて

　不安な気持ちでギャマノンの扉を開けました。「いらっしゃい」「ようこそ」。そこにいた仲間の言葉、そして仲間の笑顔、今も忘れられません。自分と同じような悩みをかかえた人たちとは思えませんでし

た。「希望の光」が見えた気がしました。

それからは毎週、ミーティングに通い、自分の話をしては泣き、仲間の話を聞いては泣いていました。仲間の体験談を聞き、自分が兄に対して今までしてきたことが間違っていたこと、自分自身にも問題があることを気づかせてもらいました。兄の助けをしているのだと思っていたことが、兄の回復の邪魔をしていたのだということもわかりました。

仲間の話のなかには、ギャンブラーがつく嘘、行動、言動が「私の兄と同じだ」と思うことが多くありました。その嘘も「病気の症状」であることがわかり、これまで何度も裏切られて傷ついてきた私の心も癒されました。ミーティングでギャンブラーに対して仲間が起こした行動を聞き、こういう場合、家族はこのような行動を取ればいいんだとわかり、とても勉強になりました。また、仲間からは「回復は足から始まる」と教えてもらい、ギャマノン・ミーティングだけではなく、依存症に関するセミナーやワークショップにも通いました。

そして、私は兄と乗っていたメリーゴーランドから降りました。兄とは今までとは違う距離をとることにしました。しばらくの間は連絡を取るのをやめました。兄のことが心配で心配で電話をしたくなったりもしましたが、仲間の顔や話を思い出し、「兄の回復のためだ」と我慢しました。そうすることで、兄も回復の道に乗ると信じていました。そして兄が助けを求めて来たら、私や母がどのような行動をしたらよいのかを仲間の体験談を聞き、シミュレーションして待っていました。すると予想通り、兄は何もかも失くして母と私がいるところに助けを求めてやってきました。母と私は「よし、来た」と思いました。

ピンチはチャンス

兄に回復するチャンスが来たのです。準備をしていた母と私は兄を家には入れず、回復施設へ入るよう伝えました。そのまま兄は施設へ入りました。後になって兄に話を聞いたところ「この時、堪忍した（底をついた）」と言っていました。ギャマノンに通って仲間の話を聞いて

いなかったら、このような対応ができなかったと思います。兄が施設に入ってからも、私はギャマノンへ通い続けました。

ギャマノンで私は仲間に助けられました。兄も、施設のスタッフや入所している仲間、ギャンブル依存症本人の自助グループ（GA）の仲間の助けによって、回復の道を進み始めました。

兄は施設で回復プログラムを受けた後、施設のスタッフとして働き始めました。2年ほど施設のスタッフとして勤め、その後一般企業で働くようになりました。施設を出て4年、今も兄はサラリーマン生活をしています。そして私はギャマノンに通い続けています。夫ともまた一緒に暮らしています。

兄とは現在離れて生活していますが、一緒にお茶をしたり、旅行に行ったりもしています。このような日が来るとは思ってもみませんでした。もし、今また兄がスリップをしてギャンブルを始めたとしても、私は昔のようにボロボロになったりはしないと思います。私はギャマノンの仲間に助けてもらい、兄は兄の仲間に助けてもらい、また回復の道を進めばいい、と考えられるからです。そう考えられるのは、やはりギャマノンに通い、近くに助けてくれる仲間がいるからだと思います。仲間から離れてしまったら、またメリーゴーランドに乗り込むことになってしまうと思います。

神様は乗り越えられない試練は与えない

当時、こんなにつらいことや苦しいことは、乗り越えられないと思っていましたが、神様は私に「仲間」というプレゼントを与えてくださり、困難な状況を乗り越えさせてくださいました。

私はこれからもギャマノンとつながり、新しい仲間が来てくれたときは、私がギャマノンの扉を開けた時に「希望の光」を感じたように、そして仲間がしてくれたように、「ようこそ」と笑顔で迎えたいと思っています。

私の愛するアディクション・ファミリー

小野 陽子（仮名・65歳・女性）

共依存を認めることができても

　私が依存症と向き合うきっかけになったのは、ギャンブル依存の夫と離婚して間もなくのこと。今度は、子どもに薬物の問題が起きたのです。いのちの電話から始まり、回復機関に案内されました。そこで「依存症は完治しない病気です」と聞かされ、谷底に突き落とされたようになった絶望感は今でも忘れられません。

　しかし、「回復はあります」と希望の言葉もありました。わが子の回復のために公的機関をはじめ、施設の家族会や病院の勉強会など、一筋の光を求めて歩きました。共依存の私は子どもが施設に入所することを望みました。

　そして、家族の自助グループにつながり、家族プログラムが始まりました。本名ではなく無名であり、アノニミティー※で守られているミーティングは安心感と安堵感があり、ハンドブックの読み合わせで涙しました。

　共依存で間違った対応は「相手を変えたい」と求めることばかりでした。相手に変わることを求めるのではなく、自分自身が変わることだと知りました。

　当事者に対しては無力です。「愛情をもって手を離す」というのは、親としては難しいプログラムです。何度もスリップを繰り返し、それでも仲間たちから勇気をもらい、暗闇から抜け出し、前に進むことができました。新しいグループの発足や委員会等、偶然とはいえ、自分に自信のない私にとっては信じられないことばかりでしたが、学ぶこ

※　巻末の用語解説を参照。

とが多かった当時の居場所です。

　数年が過ぎた頃、ある仲間との出会いがきっかけで、自分も依存症だと気づきました。AC※の私は、不正直で否認の人生でした。酒での失敗は数々あるし、仕事依存や買い物依存など、子どもの時から何かに依存しながら、生き難さを感じていました。共依存を認めることはできても、ほかのことは否認していたのです。恐れのなかで見栄やプライドを優先させ、取り繕いながら生きてきました。

　プログラムを進めていくにつれ、自助グループを推奨するカウンセラーとの出会いや、ほかの自助グループの仲間との出会いがあり、否認していた心の闇が明るくなってきました。

　その頃に参加した施設のフォーラムで、創立者の方が「足を使うことです。家族も同じですよ」と言われました。その言葉はハンドブックでも提案されていた「できる限り多くのミーティングに参加してみてください」と同じだと感じました。その解釈は人によって違うかもしれませんが、私は「自分の思ったように歩いてみよう」と行動に移しました。

　週1回のホーム・グループのミーティングと並行して、思いつく限りの自助グループを歩き始めました。メンバーになって、それなりにお手伝いをしたグループもあれば、1回しか行かなかったグループ等々、自分が思い当たる自助グループの数々は場所によって気づきも違い、新鮮でした。フルタイムの仕事もそれに合わせてシフトが組めていたのが不思議です。「地に足が着いていない」と言われたこともありましたが、私のインナーチャイルド※と手をつないで歩いたなつかしい時期でした。

依存症の根っこ

　それから2年程して、あるきっかけでメインのグループに戻ることになり、偶然にも大きな役目が与えられました。何とかその役割が終わってほっとした頃、数年間やめていたお酒を飲んでしまったのです。その日はホーム・グループのミーティングの日で、たまたま地区のセ

ミナーと重なっていたので、私が1人で会場を開けることになっていました。しかし、たった一杯のお酒とはいえ飲んでしまったため、グループチアマンとして会場を開けることができませんでした。

高慢になり、思いあがっていたのだと思います。罪悪感も手伝って、翌日から晩酌を開始。毎晩寝酒。それまで否認し続けていたアルコールの問題が見事に打ち砕かれ、気づけば冷蔵庫に日本酒やワインが並んでいました。

後悔と罪悪感。そんな日がしばらく続き、アルコールに対してやっと無力を認めたのです。そして、カウンセラーに話しました。「ビギナー（初めての仲間）が来たら、どうするのですか」その言葉で我に返りましたが、それでも飲んでいました。数日後、自宅に届いた封筒にアルコール依存症者の自助グループの「序文」が入っていました。カウンセラーからでした。何を意味するのか、すぐにわかりました。

ホーム・グループの仲間に埋め合わせをして、アルコール依存症者の自助グループに助けを求めました。同じ仲間とのミーティングは、不正直に生きてきた自分をさらけ出せる場所となり、週3回開いているグループのメンバーに入れていただきました。仲間に受け入れてもらってうれしかったですし、そのままの自分でいられることを楽に感じました。

改めてステップ1からのスタート。人生の見直しです。一時期は「とらわれの病」が全開し、ミーティングに依存して毎日どこかのグループに行かないと不安になりました。足が止まらなかったのです。そして、2年目のメダルをもらったあたりで、また次のプログラムが降ろされ、ホーム・グループを出てフリーになりました。

現在、ソーバー※が4年続いています。仲間のおかげです。何度も何度も人生を見直しながら…気づけばとっくに還暦を過ぎていました。普通の人生を送っていたら、こんなに多くの仲間と出会うことはなかったし、他人の人生から学ぶこともなかったと思います。

アルコール依存症者のオープン・ミーティングには、いろいろな人がやって来ます。薬物、ギャンブル、共依存、摂食障害、情緒的問題

を抱えている人、時には医療関係者等々。そして、クロス・アディクションの仲間も珍しくありません。酒や薬物はやめられても、ギャンブルがやめられない。ギャンブルはやめたが、酒がやめられない。仲間への必要以上の依存であったり、ACの影響やトラウマを抱えていたり、発達障害の問題があったり。過去にいろいろな自助グループをさまよったおかげで、依存症となった「根っこ」が見えてきました。

　私の場合は、機能不全家族のなかで自分を偽り、本音を隠し、つらくても、悲しくても、淋しくても、何事もないかのように振る舞い、心のなかでは「助けてほしい、愛してほしい」と求めていたのに、恐れを隠したまま不正直な大人になりました。診断されたわけではないのですが、発達障害もあると思います。何かに依存することによって生き延びてきた気がします。依存症者同士が依存し合うと、強力なパワーになります。それが家族ならなおさらです。

家族の依存症と共依存

　私の愛する家族も、それぞれが依存症者です。別れた夫もギャンブル依存症者でした。昔、夫の家族と同居していた頃、駅近くの繁華街にあった家は、1階が家族で経営する飲食店、2階は麻雀荘。いつもそばには酒とギャンブルがありました。

　地元商店街のカリスマ的存在の義父は、競輪、競馬、賭け麻雀とギャンブルが大好きで、商売も上手で何をやってもうまくいく人でした。店主の人気もあって、店は繁盛していました。義母は裏方で働き者の典型的な共依存で、支配的な人でした。

　義母は、私たち長男夫婦と同居してからは、お店を息子と嫁の私に任せて遊びに行く夫を「この時間じゃパチンコだね」とか「麻雀だね」と言って放任していました。夫の浮気も見て見ぬふり。営業上手なところだけを必要としていたようです。

　そんな義父が癌で亡くなり、夫が後を継ぐのですが、父親と同じようにギャンブルに依存していきました。父親のように要領がいいわけではないので、ギャンブルが止まれば浮気が止まらず、彼もまた女性

依存とのクロスアディクトでした。

　子どもの頃から良い子で、優等生を演じてきた彼が次第に壊れてい
きました。最後まで父親を超えられなかった息子の苦しみや、母親の
支配も今なら理解できます。彼も私も「恐れ」というコントローラー
（制御装置）の上をひたすら走っていた時代でした。

　その後、私は良い人、良い妻を演じきれず、子どもを連れて家を出
て、長い別居生活の末に離婚しました。結婚から25年が経っていま
した。夫は、店の売り上げを誤魔化してギャンブルに使っていました
が、別れた原因はギャンブルよりも女性問題が大きかったと思います。

　経理をしていた義母は世間体を気にして、私にも取り繕い、お給料
は私に直接支払われていたので、お金の尻拭いはすべて義母がしてい
ました。長い時間をかけて店がなくなるまで、母子の共依存関係が続
いていました。

　家を出た私はその後、仕事に依存していくのです。バブルの時代で
したので、会社の同僚や取引先との飲み会があれば、酒が強いことを
自慢のように飲み歩き、家では飲みながら子どもに向かって、夫の愚
痴を言っていました。苦しかった夫の家族との生活から解放され、自
由を手に入れたと勘違いし、「生活のため」と自分に言い訳しながら、
大切な子どもを傷つけていたのです。

　気がつけば、子どもは薬物依存になり、後悔と罪悪感で自分を責め
る毎日でした。わが子によって、依存症という大きな問題と向き合う
ことが与えられたのです。ある日、「お父さんとパチンコ屋でばった
り会ったよ」と笑いながら言う子どもの姿に肩を落としました。言葉
も出ませんでした。

　私の原家族はというと、父は仕事依存で、アルコール依存。「酒も
飲めないやつは良い仕事もできない」と言う、戦後を生き抜いて仕事
を成功させてきた昭和の男でした。私には優しい父でしたが、お酒を
飲んで温泉に入り、ぽっくりと逝ってしまいました。会社も家族も唖
然とした亡くなり方でした。

　弟も酒が原因で軽い脳梗塞になり、今は飲んでいませんが、土日の

競馬はやめられないようです。もう一人の末の弟は、仕事依存のサラリーマンでギャンブル依存症。昔は朝まで付き合い麻雀でしたが、今はパチンコ屋でよく目撃されています。父を超えたくても超えられなかった息子たち。大きな存在の父でした。彼らを取り巻く女性たちは皆共依存。家族の回復の大切さを感じます。

これも必要な出会い

　最近、フラッシュバックして思い出したことがあります。バスを待っている間、目の前のパチンコ屋でトイレを借りました。ジャンジャン鳴り響く爆音に、なぜか怖くて手が震え、ちょっとしたパニックになりました。

　30年以上も前のことですが、夫が店を開ける時間になっても帰ってきません。義母は私に「パチンコ屋にいるから探して来なさい。店が開けられないでしょう」その強い口調は、まるで自分が責められているように聞こえました。駅を取り巻くパチンコ屋は何軒もあり、一軒一軒探し回り、見つけて連れ帰る。怖いお兄さんに睨まれたこともありました。嫁として夫の家族と暮らした日々には居場所がありませんでした。フラッシュバックで思い出した遠い過去の出来事です。

　いろいろあった25年の夫婦生活でしたが、過去は過去として、今はお互い境界線を大事にしながら静かに暮らしています。出会ってから40数年。これも必要な出会いでした。

　依存症の子どもには「生まれてきてくれて、ありがとう。私の生き方を変えてくれたあなたを誇りに思います」と言いたいです。そして、自分には「もう頑張らなくていいよ」と。

　当時暮らした家も店も、今は人手に渡り、郊外の小さな家では、還暦を過ぎても借金の返済に追われる依存症の息子（元夫）と、年老いた老婆が暮らしています。愛する人たちはそれぞれの場所で、それぞれの「今」を生きています。

　回転木馬は今どうなっているのかって？　だいぶ錆びついてきたり、油が切れたり。でも、ちょっと手を加えればいつでも乗れます。

私たちファミリーは、いくつもの依存が絡み合った生き難さのなかで、一生懸命生きてきました。十分すぎるほどの世代間連鎖から与えられたものは「愛と信頼」でした。私も彼らも依存症ですから、いつスリップ※するかわかりません。一生回復途上の私は、「今日一日」を大切に、今を生きていきたいと思います。

　助けてもらった各自助グループの仲間たち、お世話になったカウンセラー、医療関係者、回復機関等々、どれが欠けても今の自分はなかったと思います。感謝しています。

　そして、私の愛する「アディクション・ファミリー」にも感謝です。ありがとう、愛しています。

第 **5** 章

支援者からの
メッセージ

精神科医の立場から

比嘉千賀

筆者とアディクション当事者との関係

　まず、はじめに筆者とアディクション当事者の方たちとの長年の関係から話してみたいと思う。筆者は1970年代前半の頃、アルコール依存症者が多く入院している病院に勤めていて、日々女性アルコール依存症患者の治療に悪戦苦闘していた。精魂尽き果てた頃、院内飲酒を派手にされて往生し、「私にはあなたたちを治せないことがわかったので、退院していただきます」と彼女らに率直に話した。それは筆者にとって医者（治療者）としての無力を悟った時だった。しかし、一つ残っていた希望が、その頃始まって間もなくだった信濃町のAA※のミーティングに通うことだった。「もし残る人がいたら一緒に通いましょう」と最後に彼女らに呼びかけた。夜で、しかもかなり遠

※　巻末の用語解説を参照。

い場所の会場に行くという人などいないと思っていたのだが、予想に
反して当時の筆者の患者5〜6人がほとんど退院せずに残ってAAに
通ったのである。それも驚きだったが、その後、彼女たちのほとんど
が断酒し、人間としても成長していき、その回復過程を筆者に示し続
けてくれたのである。今から45年ほども前の話である。その後も多
く接してきたさまざまなアディクションの当事者たちが、筆者に依存
症からの回復過程を示し続けてくれた。本書のタイトルのごとく、当
事者たちから学んだことが筆者の精神科医としての土台となり心棒に
なったと言っても過言ではない。

　ギャンブル依存症の方たちとのかかわりは、筆者が大宮で開業して
間もなくの頃、今から18年ぐらい前になるが、当時埼玉周辺にまだ
GA[※]のミーティング会場がなく、当事者の方に、どこかないかと相
談されて、自分のクリニックの独立して使える構造の一室を提供して
週に1回、夜にミーティングが開かれるようになったことから始まっ
た。GAの先駆的グループである原宿グループの一会場としてのスター
トだったが、間もなく大宮グループとして独立し、今では大きなグルー
プに成長して15年目を迎え、最近3会場に増えた。わがクリニック
の小さな部屋でのグループは、アットホームな会場として現在も続い
ている。クリニックを受診した患者たちをつなげるのが容易なので、
筆者が最も恩恵を受けてきたかもしれない。本稿を書くにあたっても、
大宮グループのメンバーたちの力を借り、多くを教えられた。

クリニックへの受診の仕方と初期の対応

誰がどのように受診してくるのか〜家族も本人も否認の心理がある〜

　最近では「ギャンブル依存症」という概念がだいぶ一般的に周知さ
れてきて、本人自らが「自分はギャンブル依存症ではないか」または、
「ギャンブル依存症だと思う」と言って受診して来られる方が増えて
きている。しかし、やはり最も多いのが家族に連れられて渋々受診し

てくるか、家族のみが相談に来る事例である。本人が単独で受診して
くる場合でも、多くは、「受診しないと妻に離婚されてしまうから仕
方なく」とか、「借金の債務整理や自己破産などで相談にのってもらっ
ている弁護士や司法書士に強く勧められて」とやむを得ず来院してく
ることが大半である。まずは、ギャンブル依存症が「否認の病気」で
あることを肝に銘じておく必要がある。「自分ぐらいパチンコ屋に通
い続けている人は周りにいくらでもいる」「これぐらいの借金はすぐに
返せるさ」などと考えて、自分が陥っている問題の重要性に気づこう
とせず、もちろん病気だなどとは微塵も思っていないのが実情である。

　まず、本人はギャンブルで大金を使い果たして借金までしているこ
とを隠すし、もし家族にそれがばれてしまっても、家族は利子を生み
続けるその借金をどう処理するかに翻弄される。肩代わりしたり、ど
うにか工面して返済の目途を立てた後は、本人に散々説教し、ギャン
ブルと借金を今後一切しないと誓約書を書かせるのである。本人は言
われるままに署名して誓うのだが、回復した当事者たちに話を聞くと、
「仕方なく誓約書に署名をはして、今後一切しないことを言葉では約束
したが、その気は全くなかった」「これで借金がなくなって肩の荷が
下りて、また借りられるとしか思わなかった」と言うのである。家族
もギャンブル依存症の本態を理解しようとせずに、叱責や脅迫をし誓
約させて、本人の反省と行動修正を図ろうとする無駄な努力を長年繰
り返す場合がほとんどである。

　家族がギャンブル依存症は家族の力だけでは治せないことを知り、
ようやく本人を医療機関や専門相談機関に受診させることができたと
しても、次には本人自らがギャンブル依存症であることを認めるまで
にまだまだ遥かな道のりがある。ほとんどの人は、受診しても病識は
全くなく、回復の兆しが見えずに家族や治療者を裏切り続ける。ここ
で多くの治療者や支援者が依存症の治療を疎ましく思ったり、拒否し
たりすることが生じる。だが、この否認の病理が存在すること自体が
依存症の一症状だととらえてアプローチすることが肝要である。そう
すれば、われわれ治療者の徒労感をいたずらに増さずにすむように思

う。

家族が医療機関や専門相談機関につながること

このように、本人の否認は強固なので、問題意識を強く感じた家族が受診や相談に訪れると、そこが回復の糸口になることが多い。しかし、家族が本人を同伴して（あるいは、本人に同伴して）受診したとしても、「先生、この人にギャンブル依存症だと宣告して、しっかり治療をするように言ってやってください」と医者に全権委任する家族が多い。スタートはそこであっても、まず家族に働きかけて、家族自らがギャンブル依存症が何たるかを学び、自分もどうサポートまたは行動したらよいかを主体的に学習したり、気づいたり、行動変容できるようにサポートしていく必要がある。

ほとんどの場合、家族は前述したように、何度も借金の返済を肩代わりして再生を誓わせることを繰り返したり、「次にギャンブルで借金を作ったら離婚だからね」という脅し文句で本人の行動をコントロールしようと必死になったりする。しかしこれらはいずれも全く無効なのだということを学ぶ必要がある。ギャンブルをする時にもたらされる快感は、通常の理性や判断力を吹っ飛ばしてしまうほど強いものであることが、最近の依存症の大脳生理学的知見から明らかにされている。アルコール依存症や薬物依存症によって形作られる脳内メカニズムと、ほぼ同じメカニズムがギャンブル依存症でもできあがっているという事実を家族にはよく説明する。本人の意志の力ではどうにもならないレベルだということをまず理解してもらうのである。

医療機関の側でも、困って相談に来る家族をまずきちんと受け止めねばならない。当院ではまず家族をファースト・クライエント（初回来談者）として受け止めて、PSW（精神保健福祉士）が相談にのったり、場合によっては家族自身のカルテを作って診療ベースに載せたりもする。家族自身がうつ状態や不眠症を生じて悩んでいる場合もあるからである。家族への対応を治療のスタート、初期介入（家族介入）として大切にとらえているのである。

ギャンブル依存症の診断的アセスメントと治療への導入

しっかり聞き取って診断し、病名告知をする

　受診してきた本人や家族から問題状況を十分に聞き取ったうえで、診断し、根拠をもって、「あなたは（または，あなたの家族は）ギャンブル依存症です」とはっきりと告知をする。受診した家族や本人はほぼ、「多分、そうだろうなあ」と思ってはいるが、医師からはっきりと診断名を告げられ、「ギャンブル依存症は病気ですから、あなたは治療する必要がありますよ」と言われることは、回復の重要な節目になりうる。

　ギャンブル依存症またはギャンブル障害（DSM-5）の診断基準は第1部第1章に詳しいのでここでは省くが、筆者が診療場面でよく使うのは、自助グループGAで用いられている「20の質問」（表5-1）である。いずれの質問も「〜ことがありましたか」と問われていて、本人に用紙を渡して、読み合わせながら該当する項目に〇をつけてもらうのだが、この数か月間はやめていても、過去に経験していれば〇がつくのである。20問の内7問に〇がつくと「強迫的ギャンブラー」だということになるのだが、多くの人が全項目に〇がつき、おおむね15項目以上に〇がつく。これをしてもらう目的は、単に診断を明らかにするためだけではなく、彼らがこれまで何気なく日常的に感じたり行っていたことが、すでに依存症の兆候だったことに気づいてもらうためでもある。例えば、「ギャンブルをした後で自責の念を感じる」「ギャンブルのために意欲や能率が落ち、学業や仕事がおろそかになる」「負けた後で、すぐまたやって、負けを取り戻さなければと思う」「予定していたよりも長くしてしまう」など、誰でもが体験していそうなことがすでに依存の始まりだったのだということを。そして、「ギャンブルのために評判が悪くなり」「家族が不幸になり」「借金を重ね」「資金調達のために法に触れることをし」、そして「自殺しようと考える」ことも生じるようになった現在を振り返ってもらうのである。20の

表 5-1　GA の 20 の質問

> 1．ギャンブルのために仕事や学業がおろそかになることがありましたか？
> 2．ギャンブルのために家庭が不幸になることがありましたか？
> 3．ギャンブルのために評判が悪くなることがありましたか？
> 4．ギャンブルをした後で自責の念を感じることがありましたか？
> 5．借金を払うためのお金を工面するためや、お金に困っているときに何とかしようとしてギャンブルをすることがありましたか？
> 6．ギャンブルのために意欲や能率が落ちることがありましたか？
> 7．負けた後で、すぐにまたやって、負けを取り戻さなければと思うことがありましたか？
> 8．勝った後で、すぐにまたやって、もっと勝ちたいという強い欲求を感じることがありましたか？
> 9．一文無しになるまでギャンブルをすることがよくありましたか？
> 10．ギャンブルの資金を作るために借金をすることがありましたか？
> 11．ギャンブルの資金を作るために、自分や家族のものを売ることがありましたか？
> 12．正常な支払いのために「ギャンブルの元手」を使うのを渋ることがありましたか？
> 13．ギャンブルのために家族の幸せをかえりみないようになることがありましたか？
> 14．予定していたよりも長くギャンブルをしてしまうことがありましたか？
> 15．悩みやトラブルから逃げようとしてギャンブルをすることがありましたか？
> 16．ギャンブルの資金を工面するために法律に触れることをしたとか、しようと考えることがありましたか？
> 17．ギャンブルのために不眠になることがありましたか？
> 18．口論や失望や欲求不満のためにギャンブルをしたいという衝動にかられたことがありましたか？
> 19．良いことがあると 2・3 時間ギャンブルをして祝おうという欲求がおきることがありましたか？
> 20．ギャンブルが原因で自殺しようと考えることがありましたか？

（7つ以上あてはまる人は強迫的ギャンブラーの可能性が高い）

出典：GA 日本　ミーティングハンドブックより引用

質問は、GA のミーティングで用いるハンドブックに載せられていて、ほぼ毎回のように会のはじめに参加者で読み合わせをしている。

　筆者は日常診療のなかでは簡便に次のようなことがあったらギャンブル依存症だと診断している。①ギャンブルをするためか、借金のことで嘘をついたことがある、②生活のなかでギャンブルをすることが最優先になっている、③ギャンブルのために、家族や会社の人など大

切な身近な人との間に問題が生じたことがある。

ギャンブル依存症の三つのタイプ

　最近、ギャンブル依存症にも異なったタイプがあることが知られて
きた。それによって相談や治療を進める時に異なった対応をする必要
がある。ここでは、厚生労働科学研究[1]で報告された二つの類型分
類を紹介してみたい。

　タイプⅠは単純嗜癖型（中核群）で、ギャンブルの問題はあるが、
ほかの精神障害の併存は見られない、もっとも中核的で多くみられる
ポピュラーな依存症タイプの人たちである。しかし、二次的に生じた
抑うつや不安症状を伴っている場合もある。時には過去に自殺企図を
したことがある人や、現在希死念慮をもっている人もいる。

　タイプⅡはほかの精神障害先行型で、大うつ病、双極性感情障害、
統合失調症、不安障害、アルコール依存症・薬物依存症・摂食障害等
がギャンブルに先行してみられる群である。

　タイプⅢはパーソナリティ等の問題型で、反社会性パーソナリティ
障害や、最近多くみられる広汎性発達障害（自閉スペクトラム症）、精神
発達遅滞や認知症または脳の器質的な問題等で衝動制御が困難な状態
等の併存がみられる場合である。

　多くの場合はタイプⅠであるが、時々周期的に気分がハイテンショ
ンになって、かなりの金額をギャンブルにつぎ込んでしまうという双
極性感情障害の人や、飲酒して酔うと必ずパチスロをやらずにいられ
ないなどのタイプⅡの人がいる。この場合はまず先行する精神疾患の
治療を優先して行う必要がある。タイプⅢでは、衝動性の制御を助け
る薬物療法が用いられる場合があるだろうし、また、それぞれの特性
に合わせた社会的なサポート体制を整備して、できるだけストレスを
軽減し、安心して生活できる環境や相談体制を作ることも必要である。
特に発達障害の人たちはコミュニケーションが苦手で、集団のなかに
いること自体がストレスなので、自助グループへの参加を促したりす
ることには慎重を要する。彼ら独特のストレス状況や、反応の仕方や、

生きがいのもち方など、個別に把握して支援していくことが重要であり、きめ細かな対応が求められる。筆者のクリニックでは、担当PSWが相談やアウトリーチ活動もして、関係機関と連携しながら長期間継続した支援をするように心がけている。不適応状態が改善されるとギャンブルが治まる場合がある。

また、これらのケースでは、表面化したギャンブルや借金の問題のみに関心が向いている家族に対して、医学的なアセスメントをし、本人理解のポイントを伝え、家族としての接し方や改善点を教示し、援助の方向性を示すことも重要である。また、社会資源を積極的に利用するような家族教育も必要である。

治療への導入とグループ療法

これらを踏まえて、一般的なギャンブル依存症の治療への導入について考えてみたい。

筆者のクリニックでは初診時は、PSWによるインテーク60分、医師の診察60分というタイムスケジュールで行い、できる限り多面的なアセスメントをするようにしている。前述したような本人の状態像の把握のみならず、生育歴、生活歴（職歴含む）、家族関係などもできうる限り把握し、また、現在の問題状況、借金問題、生活状況全般についても把握することに努めている。これらを聞いていくと、それぞれの問題の所在が一人ひとり異なるのである。

例えば、何回か家族が肩代わり返済してきたが、再び借金がばれて離婚問題が表面化している人。会社の金を使い込んだことが発覚して会社を首になりそうな人。万引きした商品を売りさばいてギャンブル資金を調達している人。幼い子どもを母親に預けてギャンブルにはまり込んでいる女性。一流企業の管理職をしているが家庭も生活もボロボロの状態で、どうにか体面を保っている50代男性。家族の貯金を全てギャンブルにつぎ込んだことが発覚して以来、夫からDVを受け続けている50代の主婦。親が何度か借金を返済したが再び発覚して愛想をつかされ、自己破産の手続きを担当している弁護士から、条件

として精神科受診を提示されて来院した30代の男性。仕事も家族も失って生活保護を受給する単身暮しだが、その保護費でもスロットをしてしまって、月半ばには生活費が無いと泣きついてくる人等々である。

まずは、ケースごとの火急の問題状況を受け止めて、本人や家族にアドバイスをする。多いのは繰り返す借金への対応であり、PSWが主として家族の相談にのる。そこでは、家族が肩代わりすれば本人が自身の問題に直面することを回避させることになり、また新たな借金ができる状態にしているだけにすぎないことを伝える。まだ情報を知らない家族には、債務整理や自己破産に詳しい司法書士や弁護士を紹介することもある。

しかし、1回の助言だけでは家族も十分に納得ができたり、行動に移せたりすることは難しいものである。

家族にはギャマノンへの参加も勧めるが、クリニックで行っている「アディクションの教育プログラム」の治療グループへの参加を勧め、学習してもらっている。そこでは、心理スタッフが講師になって、アディクションが生じるメカニズムや特徴、家族がどのように巻き込まれていくか、AC（アダルトチルドレン）や共依存のこと、そこからの回復には何が必要なのか、家族のなかでの境界線や家族成員一人ひとりの尊厳はどうしたら保たれるか、アディクションからの回復とはどんなことなのか、等々について学んでもらう。この治療グループは、1回2時間、7回を1クールとして行っているが、依存症の基礎的な知識を学ぶ事のみならず、「ほかの悩んでいる人たちの話が聞けて、とても勇気づけられた」との感想が多く、分かち合って勇気づけられるというグループ療法の効果も大きい。家族には、無意味で徒労な叱責や誓約よりも、本人の回復を願い、具体的で本人が実行可能な行動を求めていく。そして、家族が自分自身の問題にも向き合って回復していくことを促していく。近年ではCRAFT[2]という家族プログラムが盛んに行われるようになり、成果をあげている。

本人にはGAへの参加も勧めるが、まずは院内の「アディクション

の教育プログラム」でギャンブル依存症について学習してもらい、同時に週1回行っている院内の治療ミーティング「アディクション・グループ」に参加してもらっている。このグループは多種のアディクションが混在し、筆者が進行と助言を行うのだが、けっこう深い分かち合いがなされたりし、しだいに自分に向き合いはじめるプロセスがよく見える。家族関係の悩みも多く語られる。

　また、家族関係の問題が複雑で大きな課題になっている人や、生育歴上の問題が色濃く影響して悩んでいる人、自らの生きづらさに悩んでいる人など、カウンセリングを行うことが有効な人もかなり多く、家族も本人も必要な人には臨床心理士（または公認心理師）によるカウンセリングを行っている。臨床心理士（または公認心理師）にサポートされ続けて回復していく人も多くみられる。

　そして筆者は本人に、「あなたは本当はどうなりたいの？」と要所要所で問い続けている。彼らもこのギャンブル地獄・借金地獄から本当は回復したいと、どこかで必ず思っているのである。しかし、「ギャンブルにのめり込んでいなければ自分は生きていなかったかもしれない」とある回復当事者が語ったように、ギャンブルに依存している状況がいかに深刻で根深いものであるかも知っておかねばならない。

自助グループへの参加が回復の力

自助グループへの定着の難しさ

　やはりギャンブル依存症の回復の大きな柱は自助グループへの参加である。そのため、多くの場合は初診時に GA に参加することを勧める。しかし、GA への参加や定着はなかなか容易ではない。

　前述したように、明らかにタイプⅡやⅢと判断されて、自助グループへの参加の前になすべき治療があると思われる場合を除いて、ほとんど初診時に、①継続した受診と②治療グループへの参加と、そして③ GA への参加を勧め、本人が参加しやすい場所の GA 会場の案内パ

ンフレットを渡す。そして、次回診察までの間に必ず参加することを約束して、診察を終える。しかし、それっきり診察に現れなかったり、来院しても GA には未参加であることがしばしばである。

自助グループへの継続した参加が、回復への大きな力であることは間違いない。だが未体験の、そしてまだ否認が続いている本人たちにとって、GA に参加するということはとても大きな不安を生じさせ、プライドが傷つくことなのであろう。時々、PSW 同伴での参加を促すことがあるが、あまり多くの数は行えていない。

筆者は、「まず騙されたと思って GA に 20 回参加してごらんなさい」と言うことがある。「仲間の体験を聞いて、自分と違う点をさがすのではなく、同じ所を聞きとってみてください」と。そして、「あなたがギャンブル依存症から回復したかったら、そのモデルがたくさんGA にはいて、希望がもてますよ」と言って促す。勧めた時には行かなくても、しばらく経った後で、「あの時に先生から聞いた GA に行ってみようかなあ」「GA に行くしかない」などと思って行き始めたという話を回復当事者から聞いたりするので、必ず勧めることにしている。何年後かに、GAの公開セミナーであるオープンスピーカーズ・ミーティングで会った時に、「先生に勧められたお陰で」とお礼を言われることもあったりする。

どうしても GA 参加に抵抗のある人には、先に述べた院内の「アディクション・グループ」にまず参加してもらってから勧めたりもしている。このグループは全てのアディクションを包括したグループなので凝集性は乏しいが、主治医である筆者が司会進行役をしているという安心感がある。

当事者たちの話を聞くと、「初めは半信半疑で参加しているが、半年ぐらい参加し続けると、しだいに仲間が信じられるようになった。同じ体験をした仲間に支えられて自分も誰にも言えなかった体験が話せるようになって、ミーティングに参加するのが楽しみになってきた」「ミーティングの場では自分を飾ることなくありのままでいられて、ほっと息継ぎをするようだ」という。

自助グループでの回復は人間回復でもある

　この原稿を書くにあたり、GA のミーティング（オープンミーティング）に最近参加をしているのだが、再び、自助グループでの回復のプロセスを目の当たりにして感動している。想像を絶する深刻な問題を経験して長年苦しみ続けていた彼らが、全てをありのままに語れて仲間と分かち合い、誰にも言えないような体験を率直に語り、生きる力をその仲間たちから得ていく様は、神々しいと表現しても大袈裟ではない。それは同じ体験をした仲間だからこそ開示でき、その場で語ったことが外に洩れることはないと信じられるからこそ、どんなに恥ずかしいことも、どんなに惨めなことも語れるのである。「嘘で固められていた日々はとても苦しかった」という。「どんなにばかげたことでもありのままに語って、みんなと笑い合えることがどんなに気持ちが楽で幸せかということを噛みしめる」ともいう。そして、回復途上にあるメンバーたちは、ギャンブルの問題のみならず、家族の問題からも、社会的な問題からも、そして自分が元来もっていた生きづらさからも逃げないで、きちんと向き合って悩み続けようとする姿勢ができてくるように思われる。そうすると、自ずから人間的にも成長していくのであろう。

　われわれにとって大切なのは、自助グループで重症のギャンブル依存症も回復することを、医療・相談関係者が信じられることではないかと思う。そして、自助グループへの参加を何時、どんな人に、どのように勧めるべきかが見極められたり、またスリップしたり、成長していくプロセスを根気よく見守り続け、彼らの努力と小さな変化や成長がわかり、喜びあえる一人のサポーターとして存在することも、依存症治療の専門性の一つではないかと考えている。

　アルコール健康障害対策基本法が 2014（平成 26）年に施行されて、現在地方自治体での対策が策定されつつあるが、そのなかで SBARTS[3] という考え方に基づいての具体的な地域連携のあり方が示されているが、自助グループへの確実な繋げ方も示されており、参考

になるであろう。

終わりに

　最後に、ある回復した当事者の言葉を紹介したい。「自分はギャンブル依存症になってよかったと思うようになった。それまでは人に話すことばかりに気を取られていたが、GAに長年参加することで、人の話にじっと耳を傾けて聞く素晴らしさや楽しさがわかった。これまでの自分は奢っていて、しかもその裏では不安がいっぱいだった。自分のありのままで人に接することで心からの交流がもてるようになった。ギャマノンに参加して回復してくれた妻にも心から感謝している。最近家を建てたが、自分が『あのお金があればもっと立派な家が建てられたのに』と言ったら、妻が『いえ、あなたがあの時にギャンブルをやめてくれたからこんな家が建てられたと感謝していますよ』と言ってくれてとてもうれしかった。今は自分も妻も自分を大切にして、お互いやりたいことをやれていて幸せです」。

文　献

1)　宮岡等「病的ギャンブリング（いわゆるギャンブル依存）の概念の検討と各関連機関の適切な連携に関する研究」宮岡等（研究代表者）『様々な依存症における医療・福祉の回復プログラムの策定に関する研究　平成24年度厚生労働科学研究費補助金障害者対策総合保健事業 総括・分担研究報告書』pp.146-182、 2013.
2)　ロバート・メイヤーズ・ブレンダ・ウォルフ、松本俊彦他監訳『CRAFT 依存症家族のための対応ハンドブック』金剛出版、 2013.
3)　武藤岳夫、杠岳文「アルコール依存──対象の拡大と新しい治療法」『精神医学』Vol.60(2)、pp.121-129、 金剛出版、 2018.

カウンセラーの立場から

吉岡　隆

カウンセリングの目的

カウンセリングに来る人のなかには、カウンセラーが問題を解決してくれると思っている人もいるが、カウンセリングはクライエントに自己解決能力があるという前提で始められる。したがって、援助職が最も注意しなければならないのは、共依存症的なかかわりである。

どこまで手出しや口出しをせずに待てるかが、カウンセラーには求められている。筆者には「援助しないことこそ、究極の援助かもしれない」と思った経験がある。それは、職場の人間関係に疲弊してアルコール依存症のリハビリ施設を訪れた時だった。

筆者は何の約束もせず、浮かない顔で施設を訪れたが、「今日はどうしたんですか」「何かあったんですか」などと、回復途上の彼から問いかけられることはなかった。「今日の司会はぼくなので、どうぞ好きな椅子に座って聴いていてください」彼が言ったのはそれだけだった。

90分間、十数人のアルコール依存症者が話すのを黙って聴いていただけだったのだが、ミーティングが終わるころにはなぜか心が落ち着いていた。彼が筆者にしてくれたのは、余計なことは何も言わず、回復できる「場」を提供してくれたことだけだった。

カウンセリングは自己理解の方法である。聴いてくれる相手に向かって話をしていると、自分では気づかなかったことを発見することがある。カウンセリングと相互援助グループのミーティングを併用することは、相乗効果をもたらし、さらに自己理解を深めてくれる。

回復を助ける5つの方法

依存症に限ったことではないが、相談を進めてゆく時に筆者はいつも5つの柱を考える。

①医学的治療
②心理教育
③カウンセリング
④リハビリテーション
⑤相互援助グループ※

このうちカウンセラーのできることは②と③で、①と④と⑤はバトンを手渡す先である。筆者は当初「マラソンランナーの伴走者」のような役割意識をもっていた。しかし、クライエントとかかわれる時間が限定されていることに気づき、「駅伝ランナー」へと役割意識を変えた。

自分にできることとできないことを見分けられるようになると、気持ちは楽になった。自分が走るべき区間を全力で走ればいいからだ。自分のできることが心理教育とカウンセリングなら、医療やリハビリ施設、相互援助グループへはどうつなげればよいのだろう。

AA※などでは「よかったら一緒にやりませんか」と提案される。しかし、この一見優しげな言葉の裏には、「よくなければやらなくてもいいけれど、それはあなたの責任だよ」という言葉が隠れている。つまり自己責任が問われている。

ある程度回復してきていなければ、提案は使えない。「相談の初期は強要する」のが筆者のやり方だ。相談契約に「相互援助グループのミーティングへの参加」を入れているのはそのためで、参加しなければカウンセリングはそこで終わりになる。

※　巻末の用語解説を参照。

コインの表と裏

　相談場面では、困っている症状や問題行動が語られる。それを「主訴」と呼ぶが、これはコインの表に過ぎない。パチンコ問題でたくさんの借金を作ってしまったというのも、コインの表である。なぜそこまでパチンコが《必要》だったのかが、コインの裏であり本体なのだ。

　だから、症状や多彩な問題行動に目を奪われていても意味がない。無理やり奪い取ろうとすれば強い抵抗にあうのは当然で、「否認」はその典型である。症状や問題行動は、「保障する」ことから始めた方がよい。イソップ物語の『北風と太陽』※はそのよい寓話である。

　筆者は時間をかけて生育史と、生まれ育った原家族の関係を聴くことにしている。生育史という縦糸と原家族という横糸が織り上げられてゆくと、クライエントの物語がおぼろげながら見えてくる。この相談室では、ステップ1※から3までに重点をおいている。

　認めて、信じて、委ねる。それは、「人事を尽くして天命を待つ」に等しい。ステップ4以降はスポンサー※を見つけて取り組むことを勧めている。カウンセリングの期間は長くても3年程度と考えているので、「駅伝ランナー」として筆者が走るのはその区間になる。

　スポンサーとは先に回復プログラムを始めた人のことで、後からつながった同性の仲間（スポンシー※）の手助けをする。スポンシーにとって同じ問題から回復してきた仲間の姿は希望となる。回復モデルであるスポンサーがしていることを真似すればいいのだ。

　その一方で、スポンシーの姿はかつてのスポンサーの姿であり、スポンサーが自分の原点を再確認するよい機会になる。スポンサーシップと呼ばれるこのような両者の関係は、「同士意識」を強く持てると同時に、対等の人間関係を学び直す絶好の機会にもなる。

12 ステップとの出会い

　筆者の学生時代は C.R. ロジャースが 1951 年に発表した「来談者中心療法」が全盛期の頃で、この心理療法を基本にして、その後精神病院や精神保健福祉センター、児童相談所、保健所などで相談活動をするようになった。その過程で出会ったのが AA（アルコホーリクス・アノニマス）である。

　AA は、1935 年にニューヨークの株式仲買人のビル・W. とアクロンの外科医ドクター・ボブの出会いから生まれたものだった。ビルが書いた『アルコホーリクス・アノニマス』は 1939 年に出版された。

　この基本テキストに AA の回復方法と原理の核心である「12 のステップ」が書かれている。そのプレアンブル（序文）には「どのような宗教、宗派、政党、組織、団体にも縛られていない」と書かれているのだが、この本を初めて読んだ時は、宗教臭い感じを抱いた。AA のバックボーンがキリスト教精神だからだろう。もちろん「神」という言葉にも抵抗感があり、なぜ神が出てくるのかわからなかった。しかし、相談活動を続けてゆくうちに、筆者が開いている相談室の壁には「12 のステップ」と「12 の伝統」が貼られるようになった。そして、本人や家族にも、「12 のステップ」を使っている相互援助グループのミーティングに参加することを勧めるようになった。筆者自身もそうしたミーティングに通い、効能を実感したためである。「自分が謙虚になるために神が必要なのだ」と今の筆者は考えている。

　「12 のステップ」は AA が創始したものではあるが、ほかの依存症者のグループや家族のグループでも使われている。AA では「アルコールに対して無力を認めること」がステップ 1 だが、ほかのグループでも無力を認める対象が異なるだけで、ステップ 2 〜 12 はほとんど同じである。

ナラティヴ・セラピー
（narrative therapy）

　ナラティヴ・セラピー（物語療法）は 1990 年代初めに広まったもので「人や時間や場所に左右されない普遍的客観的事実がある」という考え方に対し、「事実の表現は多様かつ複雑で正解はない」という考え方で、問題を解決するのは治療者でなく、クライエント自身だと考えるのである。

　クライエントは支配されてきた古い物語（ドミナント・ストーリー）から、新しい物語（オルタナティブ・ストーリー）へと書き換え作業を進めてゆく。エビデンス（根拠）に基づいたアプローチと対比されがちだが、実際には相互に補完するアプローチである。

　12 ステップ・プログラムには、日々の棚卸しやスポットチェックという棚卸しもあるが、ステップ 4 では人生の棚卸しをする。生まれてから現在までに起きた大きな出来事とそれに関する感情を、「恨み」「恐れ」「性の問題」「その他」という 4 本の柱で見直すことになる。

　それをさらに 4 列に分けて点検する。1 列目は誰に、2 列目は何をされ、3 列目は自分の何が傷ついたかだが、大事なのは 4 列目で、自分の側の問題は何かである。カウンセリングとこの 12 ステップ・プログラムに共通することは、自分に焦点をあてることである。

　筆者はクライエントと横並びになってクライエントの物語を聴き、それをワープロに打ち込んでいく。最初の「物語」が完成すれば、クライエントはスポンサーの提案に沿って、上述したステップ 4 の作業に入る。カウンセリングとミーティングはその作業を助けてくれる。

　スポンサーとステップ 4 を終えたら、相手の問題は相手に返し、自分の問題（性格上の欠点）に取り組んでゆくのだが、この棚卸しでは、自分の長所にも着目してゆく。だから、12 ステップ・プログラムは、ある種のナラティヴ・セラピーともいえる。

　筆者も 12 ステップ・プログラムを始めてから「自分の物語」を何度も書き換えてきた。そして、回復するためには「自分の物語」の書

き換え作業が重要なのだと考えるようになった。否定的な解釈だけでなく、肯定的な解釈もできるようになれば、人生の意味は大きく変わってくる。

基本的なテーマ
（theme）

これは筆者の物語だ。仮死状態で生まれた筆者は、子どものころから父子葛藤を抱えていた。今でもそうだが、物を覚えるのに人の何倍も時間がかかる。そのため、父親から「ぐず」だとか「ぶきっちょ」「運動神経が鈍い」「要領が悪い」などという言葉の暴力を日常的に浴びていた。

勉強でもスポーツでも、父親の気に入るようにはならなかったのだ。だが、両親とも学歴コンプレックスが強かったので、筆者への教育費は惜しまなかったし、日常生活に困ることもなかった。感謝する気持ちと親を恨んではいけないという気持ちは、葛藤状態にあった。

父親が何と言ったかは忘れてしまったが、とうとうある日大爆発した。「そういうお父さんは、ぼくのことを一度も認めてくれたことはなかったじゃないか！」。自分の抱えているテーマが「承認欲求」だと気づいた瞬間だった。思いがけない息子の反撃に父親はうろたえた。

言葉の暴力を浴びながらも、父親に向かって「ぼくを褒めて！　ぼくを認めて！　ぼくを受け入れて！」と訴え続けていたが、それがかなえられないと、先輩や先生、上司へと訴える対象を変えていった。しかし、結局誰からも満たしてもらうことはできなかった。

「承認欲求」という呪縛から解放されようとすればするほど、それはさらに自縛する結果となってしまった。筆者の過ちの本質は、「承認欲求」は自分で満たすものなのに、それをしてこなかったことだった。気づけたのは棚卸しをした成果だった。

たとえ親であっても、子どもの「承認欲求」を満たす義務などなかったのだ。やがて、この「承認欲求」が世代間連鎖していたこともわかっ

た。父親も母親も祖父母から「承認欲求」を満たしてもらっていなかったのだ。こうして理解が深まるようになると、親を許せる気持ちになれた。

　自分のテーマは「承認欲求」だと長い間考えていたが「承認欲求」の上には「飢餓感情」があり、「承認欲求」の下には「セルフエスティーム」の低さがあった。つまりテーマは三層構造になっていたのだ。セルフエスティームとは、自己肯定感情のことで学歴や財産や容姿などとは関係なしに、無条件で自分は価値ある存在だと思えることである。本物のプライドといってもよいだろう。

　クライエントの物語を聴かせてもらううちに、自分と共通する基本的なテーマは、このセルフエスティームの低さではないかと考えるようになった。相談室の壁を見上げると、電気ペンで彫ったプレートが掛かっている。そこに彫られた文字は「SELF ESTEEM」だ。

　セルフエスティームを高めたいのなら、誰かにそれを頼むのではなく自分で高めるしかない。やりたいことをやってきた結果セルフエスティームを育てられなかったのなら、やりたくないことをやってゆけばそれは育てられるはずだ。

アサーション
（assertion）

　自分の物語が完成すると、次の作業に取り組むことになる。それは相互尊重の精神に裏付けられたアサーション（自己表現法）を学ぶことである。これは自分の思いをまず確認し、相手に配慮しながらそれを伝えるやり方なので、攻撃的な表現や服従的な表現はしない。

　柔道の創始者嘉納治五郎師範が残した「精力善用・自他共栄」という言葉は、対等・平等の精神のもとに、経験と力と希望を分かち合う相互援助グループの活動にも通じるものだ。まさにエネルギーを善いことに使う時、お互いが成長できる。

　以下にアサーションの権利をあげる。

- アサーション権Ⅰ：私たちは誰からも尊重され、大切にしてもらう権利がある。
- アサーション権Ⅱ：私たちは誰もが、他人の期待に応えるかどうかなど、自分の行動を決め、それを表現し、その結果について責任をもつ権利がある。
- アサーション権Ⅲ：私たちは誰でも過ちをし、それに責任をもつ権利がある。
- アサーション権Ⅳ：私たちは、支払いに見合ったものを得る権利がある。
- アサーション権Ⅴ：私たちは、自己主張しない権利もある。

　このような権利を理解できるようになれば、今は「私はOKだが、あなたはOKではない」という攻撃的なものであったり、「あなたはOKだが、私はOKでない」という非主張的なものであったとしても、「私はOKだし、あなたもOK」というものに変わってゆくことだろう。そうなれば人間関係は改善され、セルフエスティームもおのずから高まってゆくことになる。アサーションはトレーニングでも身につけることができるので、あらゆる日常場面で仮想相手とシャドウ練習してみたり、相互に練習できる相手を見つけてやるのもよいだろう。

アファメーション
（affirmation）

　上述した自己表現法のほかに、アファメーションもセルフエスティームを高める有効な手段となる。これは自分に対する肯定的な言葉かけのことである。たとえ機能不全家庭で生育したとしても、「こうなったのは親のせいだ」と言って片付けることはできない。
　それまで他者評価で舞い上がったり、急降下する人生を送ってきたのなら、他者評価が自己評価だったということだろう。だが、真の自己評価を確立しない限り、アップダウンの激しい人生をこれから先も

送り続けることになる。どう評価するかは相手の自由なのだ。

西尾和美著の『心の傷を癒すカウンセリング366日　今日一日のアファメーション』には、以下の言葉が毎日書かれている。

自分は生きるのに、あたいする人間です。
自分は、自分のままでいいのです。
自分は愛するに、あたいする人間です。
自分は、自分の居場所をつくっていいのです。
自分を、うんと好きになります。

祈りや黙想とともに、こうした肯定的な言葉かけを呪文のように唱える習慣を身につけることも大事なことだ。他から否定的な言葉を浴びせられてきたにもかかわらず、自分が他者に同じようなことをしていることがある。古い考えや行動は、自分も相手も傷つけるものだ。

助けを求めるのは健康なこと

筆者は公務員時代、カウンセリングに通ったことがある。とても厳しいアメリカ人の男性カウンセラーで、ある日「次のセッションまでに『ぼくを助けてください』と3回言ってくるように」と言われた。しかし、筆者はその場で断った。「そういうことは苦手だ」と。

すると、彼は「私は苦手という言葉が嫌いだ。チャレンジしろ！」と語気を強めた。嫌な宿題はやらずにいると、もっと嫌になる。そう思って午後から職場に行くと、3人の同僚に「ぼくを助けてください」と言ったのだが、3人の返事は皆同じだった。「助けられません」。

それは、予想していた返事だった。猫の手も借りたいほどみんな忙しかったからである。だから、筆者が傷つくことはなかったし、相手を恨むこともなかった。自分にできないことに助けを求めても、恥ずかしいことではなかったのだ。

第 5 章　支援者からのメッセージ　カウンセラーの立場から

　次のセッションの時、その報告をすると、「よくやりました。あなたがすべきことは『ぼくを助けてください』と言うことだけだったのです。相手から『助けられません』と言われたことは気にする必要はありません」カウンセラーはそう言ったのだった。

　それは 3 年半通ったカウンセリングのなかで最大の収穫だった。それまでの自分は「できることは自分でやれ。できないことも自分でやれ」という誤った信念に縛られていたからだった。いつも不全感に悩まされていたのは、できないことも自分でやろうとしたためだった。

　自分にできることを人に頼むのは「依存」だが、自分にできないことを人に頼むのは「健康」だったのだ。援助職なのに、いつ、どこで、誰に、どのように助けを求めればいいのかわかっていなかった。あの日から筆者の完璧主義は少しずつ薄れてきたような気がする。

　筆者は自分が「出会い仕掛人」であると思っている。だから、クライエントがどこへ行けば回復者に出会えるかを知っておかなければならない。そして前のクライエントから学んだことを、次のクライエントにどう生かしてゆけるか。それが「援助職」という筆者本来の仕事だと考えている。

参 考 文 献

1) Alcoholics Anonymous Third Edition, Alcoholics Anonymous World Service, Inc. New York City, 1976.
2) ロビン・ノーウッド , 落合恵子訳『愛しすぎる女たち』読売新聞社 , 1988.
3) ロビン・ノーウッド , 落合恵子訳『愛しすぎる女たちからの手紙』読売新聞社 , 1991.
4) メアリー・ハイネマン , ワンデーポート編集部訳『何もかも失って』ワンデーポート , 1992.
5) 平木典子『アサーショントレーニング ――さわやかな＜自己表現＞のために』金子書房 , 1993.
6) Co-Dependents Anonymous, CoDA Resource Publishing, Denver, 1995.
7) なだいなだ・吉岡隆・徳永雅子編『依存症（アディクション）――35 人の物語』中央法規出版 , 1998.
8) 西尾和美『心の傷を癒すカウンセリング 366 日――今日一日のアファメーション』講談社 , 1998.
9) 吉岡隆編著『共依存――自己喪失の病』中央法規出版 , 2000.
10) 田辺等『ギャンブル依存症』日本放送出版協会 , 2002.
11) 野口裕二『物語としてのケア――ナラティヴ・アプローチの世界へ』医学書院 , 2002.
12) 伊波真理雄『病的ギャンブラー救出マニュアル』PHP 研究所 , 2007.
13) 吉岡隆編『援助職援助論――援助職が「私」を語るということ』明石書店 , 2009.
14) 『GA（ギャンブラーズ・アノニマス）へようこそ――最初の 90 日』GA 日本インフォメーションセンター , 2009.
15) 吉岡隆『再生への道――依存症の基礎知識』自費出版 , 2012.
16) 井川意高『溶ける――大王製紙前会長井川意高の懺悔録』双葉社 , 2013.
17) なだいなだ・吉岡隆『アルコール依存症は治らない――「治らない」の意味』中央法規出版 , 2013.
18) エドワード・J・カンツィアン・マーク・J・アルバニーズ , 松本俊彦訳『人はなぜ依存症になるのか――自己治療としてのアディクション』星和書房 , 2013.
19) 小林桜児『人を信じられない病――信頼障害としてのアディクション』日本評論社 , 2016.
20) GA ホットレター
21) ギャマノン通信

第 5 章　支援者からのメッセージ　ソーシャルワーカーの立場から

ソーシャルワーカーの立場から

西川京子

　「飲む、打つ、買うは男の甲斐性」という古い言葉は、これらの行動が男らしさの誇示であると同時に、その裏にある生活の厄介事、周囲の人を苦しめる行動であることも示していた。この「打つ」が現在のギャンブル依存症に関連し、当事者や家族の生活を脅かし、失踪という社会からの逃亡や自殺という命の危機を招く問題行動であることに変わりはない。この状況の打開へのソーシャルワークの貢献を考える。

ギャンブル依存症当事者とその家族の状態と
ギャンブル関連問題

ギャンブル依存症当事者の状態

　ギャンブル依存症は、ギャンブルにより当事者の認知や感情や行動を障害するもので、認知にゆがみや偏りが生じ、感情や行動がバランスを失い、コントロールできなくなる精神障害である。

　一般に、依存症の当事者は、マイナス思考、全体化思考、極端化思考、すべき思考、自己中心的思考などの否定的思考が強く、生きづらさを抱えているといわれる。ギャンブル依存症当事者の場合も、病気の進行に伴い挫折や敗北も加わり、これらの思考傾向は強化され、生きづらさを募らせ、逃避のためにギャンブルが必要になると考えられる。

　当事者は、ギャンブルは自分自身の損失であると認識し、やめたいと考えながらもそれができない状態に陥っており、それを正当化するためにギャンブルに関する認知が次のようにゆがむ。

・ギャンブルは金を稼ぐ手っ取り速い方法だ
・自分のギャンブルはコントロールできている
・勝って取り戻せる
・自分の問題は、ギャンブルではなく金の問題だ
・ギャンブルの金は借りてもよい
・多額の金をかける人は尊敬に値する
・高い贈り物をすれば、過去は償える
・ギャンブルのための盗みは、本当の盗みではない
・次は必ず勝つ
・自殺すれば問題は片付く

　以上のような認知に加え、心理面でも問題が生じることになる。ギャンブル依存症に陥る当事者の心理的背景として、①生活に目標がない、②充実感がない、③空虚感、抑うつ感、④低い自己評価、などがあげられる。そこにギャンブルによる挫折が加わり自信喪失、劣等感、罪悪感、自責感、自己嫌悪、人間不信、孤独、被害感、自己憐憫などの否定的感情を強め、感情のバランスとコントロールを失う。
　以上のような感情の状態にある人の行動は、衝動的で無謀なものになり、独りよがりで、誰の意見にも耳を貸さずに突っ走る。その表れが、非行や犯罪や失踪や自殺などのバランスとコントロールに欠けた行動である。

ギャンブル依存症当事者の家族の状態

　当事者が病気と診断されるまでに、家族はギャンブルに関連する問題で悩み苦しんできている。病気と知らなかったために、ギャンブル問題を当事者の性格や道徳心が原因と考え、怒り、恨みの感情から責め、攻撃し、関係を悪化させてきた。
　家族は繰り返される当事者のギャンブルに関する嘘やごまかし、借金などにより不信と不安を強め、ストレスのなかで疲れ果てていた。そのうえ、ギャンブル、借金、家庭の不和などを恥辱と考えて周囲に

隠し、親戚、友人、同僚、近隣から孤立する。一方で、当事者の借金、職場での不始末などを世間体もあって、家族は代わって後始末し、代わって解決し、それにより、当事者への怒り、恨みをさらに強める。

このように当事者にとらわれ、巻き込まれた生活を続けるうちに家族の認知は歪み、感情や行動もバランスとコントロールを失っていく。

ギャンブル依存症に関連する生活問題

依存症は病気の進行に伴い、周囲の人たちを巻き込んで次のようなさまざまな生活問題を発生させ、生活破綻に至ることも珍しくない。

① 健康問題

ギャンブル依存症の離脱症状は3、4か月続き、その間無気力、無関心に加え、いらいらし、怒りっぽくなり、自分の殻に閉じこもり、誰とも交わろうとしない。

合併症はうつ病、不眠、パニック障害などで、ギャンブルで追い詰められた状態のストレスが関係していると考えられる。アルコール依存症との合併や、ギャンブルをやめた後で買い物やインターネットなどに依存する場合もみられる。

また、ギャンブル依存症当事者の家族は、高ストレスのなかで生活しており、その結果、不眠、うつ病、パニック障害、不安障害などで精神科の治療を受けていることも多い。

② 経済問題

ギャンブルを始めてからギャンブル依存症と診断されるまでの約20年間に、約1000万円をギャンブルにつぎ込んでいる。そのうえ現に借金を抱え、すでに4人に1人は債務整理を経験している。浪費、借金、多重債務など経済的問題は深刻である。

③ 労働問題

ギャンブル依存症が進行すると、仕事も上の空で生産性が低下し、そのうえに怠業、遅刻、欠勤などを繰り返し、解雇・失業などの事態になる。転職を繰り返しながらも、借金のために仕事は続けるが、それさえ難しくなると突然失踪する。多くは何か月か、あるいは何年か

後、家族に助けを求める連絡をしてくる。

④　非行・犯罪

　ギャンブル依存症の進行に伴い、掛け金を工面するための家庭内外での窃盗、横領、詐欺、偽造、恐喝などは珍しくない。矯正施設にこうした財産犯で入所中の人にギャンブル依存症のスクリーニングテストをすると、ギャンブル依存症に該当する人は珍しくない。

⑤　自殺

　ギャンブル依存症当事者で「自殺を本気で考えた」と自殺念慮を認める人は60%を超えており、「本気で自殺を計画した」という自殺企図の経験者は40%を超えている。この背景には、ギャンブルによる生活問題が深刻化し、うつ状態やうつ病になっている場合がある。また、借金や職場や家庭の人間関係で「自殺しか残されていない」と心理的に追い詰められている場合も多い。人間関係が壊れ、頼れる人もなく、孤立していることがこの自殺と関係している。

⑥　家族問題と子どもの問題

　「依存症家庭は怒りの渦の中にある」といわれるほど家庭不和が日常化している。ギャンブル依存症当事者は、ギャンブルへのとらわれが進むにつれ家族への関心を失い、家族と交わることなく孤立する。ギャンブルに関連する嘘と借金は、家族の不安と不信を強め、家庭の不和のなかで家出、別居、離婚、失踪などの家庭崩壊が進んでゆく。

　①から⑥のような問題のある家庭で育つ子どもたちは、高ストレスの状態で不登校、ひきこもり、うつ病、ネットやゲームへの依存などさまざまな問題を抱えることになる。

ギャンブル依存症当事者とその家族へのソーシャルワーク

ソーシャルワークとは

　ソーシャルワークとは、社会生活のなかで生じた困難や障害や病気による問題を軽減し、解決を図るものである。よりよい生活ができる

ように心理的社会的観点から、必要に応じて当事者の自己変革を支援すると同時に、その人を取り巻く環境の変革を支援するはたらきでもある。具体的には、命、自由、平等、個人の尊厳等の基本的人権を生活のなかで守る活動である。

困難や障害や病気を抱える当事者や家族・関係者から相談を受け、必要な支援を行うのがソーシャルワーカーで、多くは社会福祉教育を受け、国家資格を有している。その支援方法としては、当事者や家族と支援者が1対1の関係で進めるソーシャル・ケースワーク、困難や障害や病気を共有する当事者やその家族の集団にはたらきかけるソーシャル・グループワーク、その当事者や家族が生活するコミュニティーにはたらきかけるコミュニティー・ワークがある。

ソーシャルワーカーは精神保健福祉センター・保健所・福祉事務所・障害者支援の窓口・市民相談などの行政機関、病院・クリニック等の医療機関、依存症の回復支援施設、児童・高齢者などの社会福祉施設で働いている。働く場によって相談員、社会福祉士、精神保健福祉士、医療ソーシャルワーカー（MSW）、精神科ソーシャルワーカー（PSW）などと呼ばれる。

前述したようなギャンブル依存症当事者の状態やその家族の状態、そこで発生している生活問題を考慮するとき、当事者や家族を対象としたソーシャルワークが必要不可欠なことは明らかといえる。

当事者とその家族に共通するソーシャルワーク

① 治療の場や相談の場に来所されたことを喜ぶ

ギャンブル問題を家庭内で解決しようと苦闘し、その限界のなかで外部に支援を求め、ようやく治療や相談の場に来所した当事者や家族に対しては、ギャンブル問題解決への貴重な一歩を踏み出したことを喜び、「その判断と勇気が道を切り開くことになる」と伝える。

② 生活歴、ギャンブルの経過、現在抱えている困難や悩みを傾聴

当事者の生活歴、ギャンブルとの出会い、ギャンブルの経過、そのなかで生じた数々の問題、それへの対処、現在の生活状況などを聞く。

また、家族にはギャンブル問題に気がついた時期、起きたギャンブル問題、それへの家族としての対処、現在の当事者と家族の関係、家族が悩んでいる問題について聞く。

　当事者や家族の話が予想外の内容であったとしても、病気の当事者や家族をかけがえのない個人として認め、その多様性を受け入れる。また、家族の当事者への対応や問題への対処が望ましいものでなかったとしても、孤立無援のなかで判断し、対処してきたことを考慮し、責めることなくその苦難に共感し受け入れる。

　当事者に対しても、家族に対しても、善悪や責任や義務によって裁くことなく、その思考や感情や行動をあるがままに現実として受容する。しかし、受容とは、常軌を逸脱した思考や感情や行動を良しとして認め、是認することではない。

③　治療も回復も問題解決も、当事者とその家族を主体にして進める

　ギャンブルに関して、それによって生じている問題に関しては当事者の判断があり、ニーズがあり、解決の目標とそのための方法に関する意見がある。その家族には家族なりに問題をどのような方法で解決し、どのような状態になることを望んでいるのかの意見がある。

　治療者や支援者は専門の知識と情報と経験から、回復や解決への最善と思われる方法を提案するが、どの方法でどの道を進むかは、当事者やその家族の選択と決定が中心になる。この自己選択と自己決定は誰でもがもつ自由と権利である。この自己決定には「失敗する自由と権利」も含まれることを認識する必要がある。そのためには当事者や家族と支援者の関係は、限りなく対等なパートナーシップが望ましい。

④　ギャンブル依存症とその回復について伝えるべき知識と情報

　ギャンブル依存症とは、ギャンブルに対してコントロールを失う脳の機能障害で、進行性で慢性の病気である。ギャンブル依存症になると節度を守ったギャンブルはできなくなるが、やめることはできる。やめ続けると生活に支障はなくなり回復が進む。「ギャンブル依存症の回復は、ギャンブルをやめることがスタートである。回復のゴールは、ギャンブルによって障害された認知や感情や行動を自覚し、その

修正に取り組んでバランスのある生き方ができるようになることである」と伝える。

当事者は「ギャンブルをやめたい思いと、やめたくない思い」の葛藤状態にある。それは当事者の自然治癒力、回復力、復元力（レジリエンス）の存在を示しており、回復の動機となる。また家族も同様で、「支援を受けてギャンブル依存症からの回復に取り組むことで、自己喪失の状態から自分を取り戻し、自分らしく生きる意欲と力を強め、バランスを保った生き方ができるようになる」と伝える。

⑤　ギャンブル依存症から回復するための相談援助と医学的治療

回復のための第1歩は相談援助を受けることである。そこから医学的治療や自助グループ（GAやギャマノン）につながることになる。

医療機関では、医師による診断、精神療法、必要に応じた薬物療法に加えて、次のような回復へのプログラムを提供することが望ましい。病気や回復に関する知識と情報と対処法を伝え、その実行を支援する心理教育。加えて、同じ病をもつ人とのグループ活動を通じて病識や自己理解を深め、回復への動機を高め、仲間意識のなかで希望を分かち合う集団精神療法。近年、集団精神療法として認知行動療法や動機づけ面接法が普及し、認知の修正、再発の防止に取り組んでいる。これらは、もちろん相談機関でも行われている。

依存症は周囲の人を巻き込む病気なので、家族は特にマイナスの影響を受け、家族関係も険悪になってゆく。家族教室という同じ家族の立場の人達とのグループ活動を通じて、家族に知識と情報と対処法を伝え、当事者の回復をサポートする力を養うことが大切である。それとともに、家族自身がギャンブル依存症から受けた影響に気づき、孤独から解放され、自分を取り戻し、自己変革に取り組むことを支援する。

⑥　当事者にGA、家族にギャマノンを紹介し定着を支援する

当事者はギャンブルをやめたいと願う人たちの集まりである自助グループ（GA）に参加することで、同じ立場の人たちからギャンブルについての話を素直に聞き、自分とギャンブルの関係を正直に話し、仲

間意識を体験する。人間不信に陥り孤独と絶望のなかにいた人が、GAでの交流を通じて人を信じる力を取り戻し、人とのつながりができ、そこを居場所にできれば、それが回復のエネルギーとなる。

　GAのグループを通じてギャンブルをやめるための経験知を得ることができ、ギャンブルで認知や感情や行動がどのように障害されているのかを仲間の姿を鏡にして気づくことができ、その修正の方向性も仲間の姿がモデルになる。

　また、家族もギャンブル問題を抱えた生活の苦悩で絶望し、孤独に陥り、「誰にもわかってもらえない」と思っている。しかし、自助グループ（ギャマノン）に参加することで、「一人ではなかった」と気づくことができる。家族もまた、仲間から経験知を得て、仲間の姿からギャンブル問題で受けたマイナスの影響に気づき、その修正方法を学ぶことができる。

　GAやギャマノンを紹介しても、参加に不安や抵抗を示す当事者や家族が少なくない。初回参加の時は、同意が得られれば紹介状を用意するとか、同行するなどの支援が効果的である。また、参加し始めた人たちには参加後の感想を聞くなどの継続したかかわりが、参加の継続や定着を支援することになる。

⑦　感情の表現を支援する

　当事者も家族も、ギャンブル依存症とその関連問題で苦闘しているうちに心を閉ざし、感情を抑え込み、人間不信と絶望に陥ってゆく。

　医療機関や相談機関を訪れた当事者や家族は、事実を話せても感情を表現しないことが多い。信頼関係を築きながら、事実を情報として得るだけでなく、それに伴う感情、特に否定的感情を吐露できるように支援する必要がある。感情を表現することで、当事者や家族は自らの欲求に気づき、自己理解を深め、感情のバランスを取り戻し、理性的になる。そのためには、当事者や家族の表現された感情に共感する感受性と、適切な反応がソーシャルワーカーには求められる。

⑧　ギャンブル依存症当事者や家族との支援関係の終結

　ギャンブル依存症の回復は個々のペースで進み、ギャンブルをやめ

続ける力をつけるのには、順調でも数年はかかる。ギャンブルをやめた後でも、家族関係の改善が見られない、子どもの問題が顕在化したなどの問題が起き、解決に支援が必要になる。当事者やその家族との支援関係はオープンエンド（特に期限を設けない）で、ギャンブルをやめた当事者や家族の新しい人生の傍らにソーシャルワーカーは位置し、必要に応じて支援を再開する。

ギャンブル依存症当事者へのソーシャルワーク

① 批判・非難をしない

当事者は「否認」というメカニズムによって、ギャンブルで問題が生じていること、ギャンブルをコントロールできなくなっていること、すでに病気の段階にあるという事実を認めようとしない。しかし、多かれ少なかれ、内心では周囲の人にかけている迷惑に罪悪感を抱き、自分が悪いという自責感をもっている。この状態で家族や周囲の人から批判や非難をされると、防衛的になって心を閉ざして否認を強める。かかわりを通じて当事者の考えや気持ちへの理解を深める。

② ギャンブルをコントロールしない

家族や周囲の人がギャンブルをやめさせたいという強い思いから、やめる約束をさせたり、誓約書を書かせたり、ギャンブルを再開するとペナルティを課すと脅したりするのは、すべて無駄である。ギャンブル依存症は、誰かのコントロールでやめて、回復が進む病気ではない。当事者が病気と向き合い、必要な手段を実行するところから回復はスタートする。

そのために、当事者に「回復可能な病気で、回復に必要な手段があり、その実行を応援したい」と伝える。

③ 信頼と尊敬をもって温かい関係をつくる

従来の、当事者への家族のかかわりは、ギャンブルをやめさせるために監視し、干渉し、コントロールし、ギャンブルをやめない当事者を非難・攻撃し、当事者が起こした問題を代わりに解決してきた。こうした対応に対して当事者は反発・反抗し、繰り返しギャンブルに逃

げた。この事実は従来の対応を変える必要性を示している。そのため、当事者がもつ「やめて、立ち直りたい」思いを自然治癒力、回復力、復元力と理解し、当事者を回復の主人公として尊重することが大切である。そうすることで、やめて立ち直りたい思いが強められるような温かい人間関係を育ててゆく。

④　ギャンブル問題解決への責任ある取り組みを支援する

　当事者がギャンブルで起こした失敗や不始末を、家族や周囲の人が不安に駆られて後始末し、代わって責任を取ることは、当事者がギャンブル問題の事実に直面するのを阻み、事実を否認することにつながる。また、当事者の責任を家族が肩代わりすることは、当事者の自尊心を傷つけることでもある。当事者がギャンブル問題に向き合い、病気の回復に取り組み、問題解決への責任を果たすことを支援する。

⑤　「再発」を回復の糧にする

　慢性の病気であるギャンブル依存症にとって「再発」は、起こり得ることである。「再発」を失敗ととらえるのではなく、回復過程での出来事ととらえ、なぜ「再発」したのか、「再発」を繰り返さないために何が必要なのかを現実から学んで、回復に役立て、前進するチャンスにすることが「再発」を防ぐことにつながる。

ギャンブル依存症当事者の家族へのソーシャルワーク

①　長年の家族の苦悩を理解し受け止める

　家族はギャンブル依存症の知識がないなかで、孤軍奮闘し、疲労困憊している。当事者への不安と不信、家庭の将来への不安と悲観、社会からの孤立と恥の意識、誰からも理解されない孤独と人間不信のなかで生活してきた家族の状況を受け止め理解し、信頼関係を築く。

②　当事者への対応についての意見を聞き、今後の対応を検討する

　これまでの家族の当事者への対応が適切でなかったとしても、「病気の知識がないなかでは常識的な対応であり、自分を責めることはない」と伝える。病気からの回復を支援する適切な対応についての知識と情報を伝え、家族が納得のうえでそれを実行するのを支援する。

第 5 章　支援者からのメッセージ　ソーシャルワーカーの立場から

③　当事者に対する家族の否定的感情を理解し、対処を検討する

　家族の当事者への不信、不安、怒り、恨み、被害者意識などの否定的感情は激しい。それらは長年の苦悩の結果であると理解し、受け止める。しかし、病気の回復を目指す現時点で、これらの感情を当事者に表現するのはマイナスに作用すると予想できる。そのため、当事者に表現できる時期までの棚上げを提案する。しかし、黙って耐えていたのでは感情のバランスが崩れて、自身が病気になるか身近にいる弱い立場の人に八つ当たりしかねない。ギャマノンに参加し、仲間のなかで話し、共感されることで癒されることを伝える。

④　巻き込まれない、干渉しない、コントロールしない、距離を取る

　これまで家族は、当事者の状態にとらわれ、一喜一憂し、巻き込まれ振り回されてきた。家族の不安から過干渉になり、ギャンブル問題を起こさないようにコントロールしたが、何の成果もなかった。「ギャンブル問題は当事者の問題」として手から放し、距離を取る。そして、自分自身に関心を向けて休息や娯楽を生活に取り入れる。

⑤　当事者と話し合い、再発を防ぐために協力する

　ギャンブル依存症の再発を防ぐためには、当事者がギャンブルへの引き金に気づき、それを避けることが大切である。例えば、手近に金や金目のものがあれば、ギャンブルの資金にしてしまうので、預金通帳や印鑑や貴重品は貸金庫に預け、財布は肌身離さないなどのこころ配りが家族には必要である。これは当事者を人間として信用しないことではなく、ギャンブル依存症という病気による嘘や盗みだと理解するからである。自由になる金銭や余分な金銭も、大きな引き金になる。当事者と合意ができれば、家族が金銭管理に協力する。また暇な時間は、退屈でさみしくギャンブルの引き金になる。ギャンブルをやめたことで生じた空白な時間の過ごし方を、当事者と話し合い協力する。

ギャンブル問題の解決と
ギャンブル依存症の回復への連携

　従来、コミュニティー・ソーシャルワーカーは、ギャンブルに関連する医療、保健、福祉、教育、自助グループ、家族等と連携して、病気の回復とその生活問題の解決に取り組んできた。

　しかし、近年、IR 推進法が成立してカジノの誘致が競合し、関係機関、関係者の連携は新たな局面を迎えることになった。

　「レジャーとしてのギャンブル」「社交的ギャンブル」に「問題ギャンブリング」という概念が避けられない事態になり、そこで「責任あるギャンブリング」という枠組みが登場した。その枠組みではギャンブラーには金銭的、時間的制限のあるプレイを期待するとともに、政府やギャンブル業界には、ギャンブリング場から ATM を撤去し、自己排除プログラムや家族の要請によるカジノからの排除プログラムを実施し、ギャンブラーへの教育や支援に携わる人にヘルスケアの専門的知識や技術を届ける、より広い連携が期待される。それは政府とギャンブル業界とヘルスケアの専門職による有機的連携である。

　政府はギャンブルへの法規制への責任とともに、ギャンブルからの税収をあてにするだけではなく、税収の一部分をギャンブル依存症の予防と治療と調査研究などに提供すべきである。

　一方ギャンブル業界は、ギャンブルの害から当事者を守り、支援の必要な問題ギャンブラーをヘルスケアの専門職につなぐ活動に収益の一部を提供することが望ましい。

　また、ヘルスケアの専門職は、政府や業界の資金を活用して「責任あるギャンブリング情報センター」などを拠点に、予防教育や相談や介入を提供することが期待される。このような新たな関係機関、関係者の連携の実現の要になるのは、ソーシャルワーカーによるコーディネートである。

リハビリ施設長の立場から

田上啓子

三つの帽子

「帽子」とはアイデンティティのことで、「私は何者か」ということだ。「帽子」の一つ目はギャンブル依存症から回復途上の人間であり、二つ目はギャンブラーの家族であり、三つ目は同じ問題をもつ仲間の手助けをするリカバリング・カウンセラーである。

私の物語から書いてみたい。私は1948年に東京で生まれた。胎生期や出生時には特に変わったところはなく、その後の発達にも問題はなかった。3歳の時にある幼稚園に入ったが、いじめを受けたため別の幼稚園に移った。当時の私は泣き虫で、映画館でお化けの話を観たりすると、母にしがみつくような甘えん坊だった。幼稚園の送迎は、母の代わりに伯母がしてくれた。

地元の小学校に入学。自宅は万屋でいろいろな食べ物を売っていた。家に帰ると用事を言いつけられるので、家には帰りたくなかった。それでイチョウの木に登って小屋を作り、遊んだりしていた。母は器用な人だったので、人形の洋服を作ってくれたり、姉さんかぶりをして上手に料理を作ったりする働き者だった。私がいじめられて帰ってくると、「どこのどいつだ」と言って私の手を引っ張り、相手の家につれて行った。家には使用人が何人かいた。父が家に落ち着いていることがなかったので、母は一人で家計を切り盛りしていた。

兄も姉も成績が「オール5」なので、先生は私をいつも兄姉と比較した。私はそれが嫌だった。伯母が編み物や裁縫が得意だったので、私はそばで見ていてそれを覚えた。伯母は洋画が好きだったが、心臓病のため自分は観に行くことができなかった。それでも私たちきょう

だいのために、試写会の申し込みをしてくれた。

　進学した中学校のそばに競輪場や競馬場があった。2年生の時に別の中学校に転校したのは、父の借金問題で高利貸しが家に来る生活から逃れるためだった。店をたたみ、伯母の嫁ぎ先へ父以外の5人で転がり込んだ。それでも母は、「離婚してはいけない」という新興宗教の教えを守り、絶対に離婚しなかった。この新興宗教には伯母も入信していた。

　中学校の通学路では、女子中学生たちが競輪で負けたギャンブラーたちに、たびたび胸やお尻を触られた。立ち飲み屋も多く、以前とは環境が全く変わった。同級生のなかには芸者をしている子もいた。私は就職組にいて、4人でつるんでいた。13歳でたばこを覚えたが、クスリはやらなかった。もともと下戸なので酒は飲まなかった。不良仲間とケンカはしたが、補導されたりしたことはない。

　中学卒業後、和裁や洋裁を習うために洋裁学校に通うと、私が作った作品が学校で展示されたこともあった。手先は器用なので、編み物やパッチワークは今もやっている。定時制高校に通っていた頃、田尻湖で恐竜の化石が見つかった。私が「興味がある」と言ったら、「地質学者にならないか」と先生に言われたことがあった。しかし、私は19歳の時、伯母の家で働く6歳年上の人と結婚することになり、20歳の時（2年生）に定時制高校を辞めた。最初の夫と待ち合わせる場所は、いつもパチンコ屋だった。

　高校時代には、ボランティアで点字作業や福祉施設の手伝いもしたが、私はもっと勉強したかった。24歳の時にNHK高等学校（現・NHK学園）に入学し、28歳で卒業したことは、私にとって宝物になっている。

　28歳の時に夫婦で飲食店を始めると、店は大繁盛し、私は仕事に明け暮れる生活になった。ところが、夫の方はパチンコ好きなので、売上金をポーカー賭博につぎ込み、店の従業員と浮気までしていることがわかった。「いったい私の人生は何なのだろうか」そう思って、ある晩私はぶらりと喫茶店に入った。30歳の時だった。

喫茶店の奥には目立たないところに監視カメラがあり、その近くには目つきの鋭い男が立っていた。内部と連絡を取っていた男が頷くと、私は中に通された。黒い厚手のカーテンをくぐると、たばこの煙がもうもうと立ち込めた奥に数台の機器があった。それがポーカーゲーム機だった。そこで大当たりしたことが、ギャンブル依存症への入り口になった。

最初のギャンブルは、中学を卒業してすぐだった。友達がパチンコ屋に勤めていたので、台の上から玉を流してくれた。もともとは私はギャンブルが大嫌いだった。父が競馬や競輪で財産を食いつぶし、母に大変な苦労をかけているのを見ていたからだった。「母をあんなに苦しめたギャンブルには、絶対に手を出すまい」と子ども心に固く誓っていた。

しかし、私はポーカーゲームで10年間に約2000万円もの大金を使ってしまったために、店を失った。ポーカー賭博の資金を調達するために私は夫と稼いだお金をつぎ込んだ。結局、私の36歳の誕生日に離婚届を提出。32歳から42歳までの10年間に精神科病院には5回入院し、計8年間をそこで過ごした。

39歳の時、アルコール依存症で入院していた年下の男性と再婚。彼は運転中に尿意を催すと、道路の真ん中で放尿してしまう人だった。42歳の時に離婚し、今の夫と3度目の結婚をした。

最初の夫は「100億分の1の確率で子どもができない」と医者から言われたので、「大学病院で不妊治療しよう」と私は言ったのだが受け入れてもらえなかった。二度目の夫との間にはすぐに子どもができたが、「この人の子どもがほしかったんじゃない」と思い、妊娠5か月の時に人工流産手術を受けた。その時「こんな元気な男の赤ちゃんなのに」という病院職員の声が聞こえてきた。

最初の夫は「一緒に博打をやめよう」と私に言ったのにやめないので、「あんたがやめないなら、私もやめない」と私は言ってギャンブルを続けた。

自殺しようと思ったことは何度もある。浮島の堤防から海へ飛び込

もうとしたこともあったし、ビルから飛び降りようと思ったり、電車に飛び込もうと思ったりしたこともあった。ある時、父のネクタイを競輪場の横の木に引っ掛けて首を吊ろうとしたら、解けてしまった。

　サラ金や闇金でお金を借りてギャンブルをさんざんやっていると、私は席を立つことができなくなった。ポーカーゲームは寂しさを埋めるための自殺行為だったのだと理解できるようになると、私は抑うつ的になり、「心因反応」という診断名で精神科病院に入院した。

　その病院に最後に入院していた時に、薬物依存症の回復施設を見学した。すると施設長から「AA※（アルコール依存症者の自助グループ）に行け」と言われ、そこで今の夫に会った。越生で開かれたAAのラウンドアップに参加した時は「本当にこれは本人たちが開いているものなのかしら」と思った。マラソン・ミーティングに参加して一番前で聞いていたら、話したのが今の夫だった。彼の訛りは、私の父親の訛りによく似ていて親近感をもった。私はAAやNA（薬物依存症者の自助グループ）のミーティングに通っていても、何度もスリップをした。私は処方薬が手放せず、「処方薬依存だ」と言っていた。後に返金したものの、施設長の金をうそをついて借りたこともあったので「東京の施設に行け」と言われ、私は女性の仲間に話を聞いてもらった。

　横浜から東京の施設に通っていたのは私だけだった。薬物依存症の回復施設では「アルコール」の文字を全部「薬物」の文字に読み替えている。それを見ながら私も「アルコール」の文字を「ギャンブル」に読み替えてみた。すると、すんなり私のなかに入ってきた。やめたくてやめたくて仕方がないのに、私はやめ方がわからなかった。

　ある日パチンコをしていたら、AAやNAの仲間たちの顔が走馬灯のように、ぐるぐる見えてきた。そして、私は「この人たちの言うとおりだ」と気がついた。あれが「霊的な目覚め」だったのだろう。私は蜘蛛の糸を手繰るようにして、仲間たちのところにたどり着いた。

※　巻末の用語解説を参照。

第 5 章　支援者からのメッセージ　リハビリ施設長の立場から

原家族

　私の父方の祖父は九州の庄屋だったが、博打で田畑を売ってしまった人だった。子どもがたくさんいて、その一人が父だった。「口減らし」で軍隊に入り、努力して准尉にまでなったが、負傷して戦地から帰還した。しかし、この父にも競輪・競馬・競艇などのギャンブル問題があり、借金を繰り返していた。外面がよく世話好きで、火事があれば飛んで行って人助けをする人でもあった。

　一方、母方の祖父は横浜で最初に織機を輸入して会社を興した人だった。母は 4 人きょうだいの末っ子で、幼い頃に両親を亡くしたため、10 歳年上の姉が実母のようにして母を育ててくれた。母はとても美しい人だったので、一目惚れした父が横浜から東京に住んでいた母の家の塀を乗り越えて求愛したと聞いている。母も伯母も 1923（大正 12）年に起きた関東大震災の影響を受け、新興宗教にしがみついていた。

　ある日、母はギャンブルによる父の借金苦から、4 人の子どもを連れて死のうとした。しかし、兄が「ぼくは嫌だ」と言ったので思いとどまった。

女性施設を立ち上げた理由

　私がギャンブルや借金、買い物などに問題がある女性の回復を手助けしたいと思ったのは、パチンコや非合法賭博であるビデオポーカーを、やめたくてもやめられなかった経験が自分にもあったからだった。

　私の姉が、相談機関や保健所、精神科病院等を探してくれたのだが、私のギャンブルは止まらなかった。「第 2 回横浜アディクションセミナー」に参加すると、その日に GA[※]（ギャンブラーズ・アノニマス）が偶然にも誕生したのだった。以来私は 30 年間、GA のメンバーになっ

ている。

　私は、アルコールや薬物の問題をもつ人たちのリハビリ施設に通い、ミーティングに参加するようになった。そこで新しい生き方を目指している仲間たちの分かち合いに共感し、「私もあの人たちのようになりたい」「私も生きていていいのだ」と思うようになった。気がつくと、それまで止まらなかった私のギャンブルは、10年間も止まっていた。

　数年後、地元の横浜にギャンブル依存症のリハビリ施設ができた。しかし、そこは男性だけの通所・入所施設だった。私はいろいろな人たちに、女性の回復施設について相談をすると、女性のケアは女性にしかできないことを教えてもらった。

　2012（平成24）年1月には、障害者の日常生活及び社会生活を総合的に支援するための法律（障害者総合支援法）の横浜市地域活動センター（精神障害者地域作業所型「デイケアぬじゅみ」）として、横浜市から補助金をいただき現在地に移転し、活動を続けている。

デイケアぬじゅみ

　「よく生きていてくれたね」「ここにいる人は、みんなあなたの気持ちがわかる人だよ」「私たちはあなたを助けることはできないけれど、苦しみを分かち合って寄り添うことならできる」。ヌジュミに来てくれた人に筆者はそう言葉をかける。お金も信用もすべて失い、ようやくここにたどり着いた人たちは、心から誰かを信用することも、誰かに頼ることも長い間出来ずにいたのだし、今生きていることさえも辛いのだ。

　筆者には信仰する宗教がある訳でもなければ、この活動を通して金銭的な利益がある訳でもない。それでも私たちスタッフがこの活動を続けるのは、ここに来る人たちと相互に助け合うことが出来るからだ。生きてさえいれば、回復は必ず出来るのだ。

　「ヌジュミ」とは、沖縄の方言で「希望」の意味である。筆者は

NPO法人の名称を「ヌジュミ」とし、そこで行っているデイケアの施設名を「ぬじゅみ」とした。ぬじゅみはギャンブルや借金、買い物などに問題のある女性の回復をお手伝いする、日本で唯一の女性専門のデイケア施設である。スタッフは全員がギャンブル依存症などから回復してきた女性なので、自身の経験を通して共に回復方法を考えてゆくことが出来る。女性だけの施設なので男性に気を遣うこともなく、回復に集中することも出来る。現在の登録者数は 15 名だが、いつでも来ていただけるように年中無休 365 日で開いているので利用者が途絶えることはなく、年齢層は幅広い。

　苦しんでいる人には誰にでも経済的な負担をかけないで、回復のプログラムを提供するのが私たちスタッフの願いである。幸いにも横浜市地域活動支援センターとして活動しているため、利用料は無料である。ただし遠方から来られる女性には、アパートの紹介や生活のお手伝いもすることになるので、その際には初期費用としておおよそ 25 〜 30 万円がかかる。

ヌジュミ・プログラム

　ヌジュミ・プログラムは、グループセラピーを中心に組み立てられている。このプログラムを使いながら、団体生活で人間関係について考えたり、規則的に通うことで健康的な生活習慣を取り戻すことができる。期間は 3 か月〜 1 年間である。

　ミーティングは、AA（アルコホーリクス・アノニマス）の 12 ステップをベースにしており、ミーティング以外にパッチワークやヨガのプログラムもある。

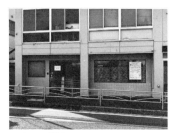
ヌジュミの外観

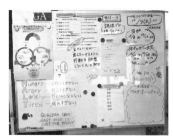
デイケアのホワイトボード

＜週間プログラム＞

	10：30 ～ 12：00	13：30 ～ 15：00	19：00 ～ 20：30
月	ミーティング	ミーティング	自助グループ
火	ミーティング	ヨガ	自助グループ
水	ミーティング	ミーティング	自助グループ
木	パッチワーク	ミーティング	自助グループ
金	ミーティング	ミーティング	自助グループ
土	ミーティング	ミーティング	自助グループ
日	ミーティング	ミーティング	自助グループ

＜ある日のスケジュール＞
  9：00　開所
10：30 ～ 12：00　軽体操／ミーティング
    昼食・昼休み
13：30 ～ 15：00　ミーティング
15：30 ～　清掃・自由時間
19：00 ～ 20：30　自助グループ（GA、DA ほか）

利用者の声

・「もう一人で抱え込まなくていい。一緒に考えてくれる仲間がいる」この実感が、どれほど私を安心させたか、言葉ではとても表現できません。私はようやく自分の落ち着ける居場所を見つけることができました。

・ぬじゅみに向かう電車の中、「もう疲れた、こんなのいやだ」と心の底からそう思って泣きながら母にメールを送りました。同じ病気の仲間の女性に会い、孤独ではなくなりました。「私もそうだったよ…」と励ましてもらいました。

・頑張ってやめようとしているうちはやめられなかったという過去の事実を受け入れ、まずは頑張らないでやめてみようと思いました。そうするためには、まずは今日一日ぬじゅみに行くこと…そんな感じで通っていました。

・ヌジュミに妻がつながってからは、私は何もしていません。底つき

を感じ、無力だと知った私は、妻を見守ることが妻の回復へつなが
ると思ったからです。

おわりに

　最初は「なぜ、女性には回復施設がないの？」という怒りにも似た
気持ちから、勢いで立ち上げた小さな事業であった。しかし、時代の
流れとともに、仲間の協力や行政からの理解も得て、最近では自治体
からの補助金を受けることができるようになったり、「ギャンブル等
依存症対策推進関係者会議」の委員の１人として内閣府に呼ばれたり
するようになった。こうしたことからも、徐々にではあるが女性のギ
ャンブル依存症についての理解が広がっていることを感じている。
　「あなたには、なぜギャンブルが≪必要≫だったのか？」と問われ
てから、私は≪必要≫の意味を考えていた。酒は飲めない体質だが、
処方薬には依存していた。私にギャンブルがなかったら、生きていけ
なかったと思う。ギャンブルが≪必要≫だった理由の一つはそれだと
思う。
　ギャンブルにのめり込んだ生活をしたために、その罰で将来を台無
しにしてしまった。でも、回復すると子どもを産めたし、育てること
もできた。
　「機能不全家庭」という言葉があるが、確かに私の祖父も父もギャ
ンブラーだったので、家庭は機能していなかった。しかし、機能完全
な家庭があるのだろうか。問題のない人などいないだろうし、問題の
ない家庭もないだろう。だが、私はそうした家庭に生まれ育ち、怒り
や悲しみや大人への不信を募らせていった。私の否定的感情を麻痺さ
せたり、鎮痛させてくれたのもギャンブルだった。これが≪必要≫と
したもう一つの理由だと思う。
　ギャンブル依存症は発達障害だという人もいるが、一つの言葉です
べてを言い尽くすことなどできるものではない。「発達障害だ」とい

うのなら、多くの人がそれにあてはまるのではないか。長所や短所というように、発達が凹凸しているのが人間ではないのかと私は思う。

70歳になった私は、確かにリカバリング・カウンセラーの帽子もかぶっている。しかし、その帽子を脱いだとしても、私がギャンブル依存症者であることに変わりはない。そしてこれからも、今苦しんでいる仲間の手助けをしたいと思っていることにも変わりはない。

これが、アブスティネンス※28年目の私の気持ちである。

利用方法

ヌジュミでは、ご本人やご家族からの電話相談や面談相談（要申込み）を随時行っているので、気軽に問い合わせをしてほしい。

住　　所：〒240-0052　神奈川県横浜市保土ヶ谷区西谷町1230
　　　　　西谷産業ビル　NPO法人 ヌジュミ
電　　話：045-744-6516
Ｆ　Ａ　Ｘ：045-744-6517
携帯電話：080-6611-7526
Ｅメール：nujyumi@nifty.com
http://homepage3.nifty.com/nujyumi/

弁護士の立場から

林 大悟

「ギャンブル依存症」に対する個人的な思い

　筆者がギャンブル依存症という疾病があることを知ったのは、弁護士登録直後に、ある債務整理事件を受任したことがきっかけだった。

　その依頼者は、複数のヤミ金や消費者金融から借入をしてパチンコ等のギャンブルに費消していた。

　家族は疲れ果て、依頼者も親に肩代わりしてもらう都度、反省をし、自分の妻子のためにも立ち直らなければならないと強い気持ちをもって相談に来られた。

　しかし、その後、その依頼者は、債務整理の途中でさらにギャンブルのために借入をしてしまった。その借入が発覚した直後、その依頼者は、百貨店の屋上から飛び降り自殺をした。

　筆者は、その依頼者の母親から電話で依頼者が亡くなったことを聴き、愕然とした。以前、債務整理の相談に来られた際に真剣な表情で「家族のためにもギャンブルをやめたい」と語っていた依頼者が、債務整理の途中でギャンブルのために新たな借金をしたこと、それを苦に投身自殺をしたことがとても信じられなかった。

　依頼者の母親に見せてもらった遺書には、「〇〇、△△、□□（いずれも家族の名前）、俺はもうだめだ、ごめん」と家族へのメッセージがノートの切れ端に殴り書きされていた。遺書は飛び降りた百貨店の屋上に置いてあったという。

　この一件以来、筆者は、射幸心を刺激し、経済合理性を超えて資金を投下する利用客からお金を吸い上げるパチンコ店等の営業がなぜ許されるのか、強い疑問をもつようになった。

こうして、依存症患者の弁護（債務整理、刑事弁護）を数多く担当するようになり、現在は、医療や福祉と連携して、窃盗症（病的窃盗、クレプトマニア）の刑事弁護が増加しつつある。

以下、弁護士の立場から、ギャンブル依存症者が抱え得る法的紛争について、民事、家事、刑事の類型ごとに概説するとともに、弁護士に求められる役割について言及したい。

また、違法賭博やギャンブル依存症が要因となった判例を紹介する。

ギャンブル依存症者が抱え得る法的紛争について

ギャンブル依存症者は、民事、家事および刑事いずれの面でもさまざまな法的紛争を抱えることがあり得る。

①民事事件の場合

例えば、ギャンブルの資金を工面するためにカードローンを組んだり、友人から借金したりし、それを返済することができなくなることが考えられる。このような多重債務の場合、あくまで目安ではあるが、定期収入のある方については、住居費を引いた手取り収入の3分の1を弁済原資として、36回払い程度で債務全額を返済できる場合は、まず、任意整理を検討することになる。他方、そのような定期収入も、返済のために売却できる資産もない場合は、破産を検討することになるのが通常である。また、住宅ローンの返済がある方については、住居を失わないために、個人再生という手段もあるが、支払を継続していく方向での法的手続であるため、ギャンブル依存症から脱却しなければ、定められた支払計画（再生計画）通りに支払をすることが途中で困難となり、結局破産に至る可能性も十分にある。

なお、多重債務を負い、支払が不可能になっているにもかかわらずさらに借入をしたり、弁護士に債務整理の依頼をした後にさらに借入をしたりする場合などは、たとえ破産をしたとしても免責を受けることができず、借金そのものはなくならないことがあるので特に注意を

要する。

②家事事件の場合

　例えば、ギャンブルに依存することそのもの、またはギャンブルに端を発する多重債務や家族の資金（子どもの学資資金等）の使い込み等により家庭が崩壊し、離婚や親権紛争等の問題が生じることが考えられる。家庭内の問題は、解決に長期の時間を要することが通常であり、いったん感情が対立すると、話し合いによる解決そのものが非常に困難になることも珍しくない。

③刑事事件の場合

　破産に関連して、財産を隠匿したり、財産を譲渡したかのように仮装したり、財産を不当に安く見せかけたりした場合、破産法の詐欺破産罪に問われる可能性があるので、これも注意を要する。

（詐欺破産罪）

第二百六十五条　破産手続開始の前後を問わず、債権者を害する目的で、次の各号のいずれかに該当する行為をした者は、債務者（相続財産の破産にあっては相続財産、信託財産の破産にあっては信託財産。次項において同じ。）について破産手続開始の決定が確定したときは、十年以下の懲役若しくは千万円以下の罰金に処し、又はこれを併科する。情を知って、第四号に掲げる行為の相手方となった者も、破産手続開始の決定が確定したときは、同様とする。

　一　債務者の財産（相続財産の破産にあっては相続財産に属する財産、信託財産の破産にあっては信託財産に属する財産。以下この条において同じ。）を隠匿し、又は損壊する行為

　二　債務者の財産の譲渡又は債務の負担を仮装する行為

　三　債務者の財産の現状を改変して、その価格を減損する行為

　四　債務者の財産を債権者の不利益に処分し、又は債権者に不利益な債務を債務者が負担する行為

　2　前項に規定するもののほか、債務者について破産手続開始の決定がされ、又は保全管理命令が発せられたことを認識しながら、債権者を

> 害する目的で、破産管財人の承諾その他の正当な理由がなく、その債務者の財産を取得し、又は第三者に取得させた者も、同項と同様とする。

　また、詐欺破産罪以外にも、破産者が法的に説明義務を負う場面で説明を拒んだり、虚偽の説明をした場合などにも罰則が設けられており（破産法268条等）、破産手続を選択せざるを得ない場合には、特に注意が必要である。

　このような破産手続に関連した刑事事件以外にも、お金欲しさに万引き、恐喝、詐欺、強盗などに及べば処罰対象となることは言うまでもない。特に、闇金にそそのかされて、預金口座の名義貸しをしたり、携帯電話を複数購入して譲渡したりした場合、それそのものが犯罪行為であるだけでなく、それらの預金口座や携帯電話を用いた詐欺被害の被害者から損害賠償を請求されることもあり得る。

　このように、ギャンブル依存症者は民事、家事、刑事と分野を問わず、さまざまな法的紛争を抱えるリスクを負っている。まずは、ギャンブル依存を抱えている本人が、家族等の周囲に助けを求めることが第一ではあるが、家族・友人と周囲の者においても、上記のような法的紛争を抱えるリスクがあるということを踏まえて、早期の医療機関の受診や自助グループへの参加を勧めることが望ましい。また、法的紛争を実際に抱えてしまった場合には、できる限り早期に弁護士に相談をしていただきたい。

弁護士に求められる役割について

　ギャンブル依存症者が弁護士にアクセスする場合の多くは、債務整理問題ではないかと考えられる。

　その場合、弁護士は、依頼者の借金の原因を丁寧に聴取し、背景にギャンブル依存が存在するかどうかを吟味することが求められる。

依頼者が、素直に借金の原因を供述するとは限らないし、虚偽の説明をする依頼者が相当数存在するのも事実である。

しかしながら、丁寧かつ正確に事情を聴取し、背景のギャンブル依存を見つけ出さなければ、対症療法としての債務整理に終わってしまい、借金から足を洗うことができないことも多い。

さらに、破産手続に移行した場合、破産管財人に追及されて、ギャンブルが発覚し、免責の可否に大きな悪影響が生じることもある。

弁護士としては、依頼者の破産制度に対する恐怖心をできる限り取り除く努力をし、真実を語らせるとともに、家計簿の管理などを通じて家計の支出状況を監視するとともに、ギャンブル依存症が背景にあると考えられる場合には、早期に、依存症からの脱却を図るべく医療機関、自助グループその他関係機関への紹介等をする必要がある。

また、債務者がギャンブル依存症者の場合には、弁護士だけですべてを解決することは不可能であり、できる限り家族を関与させ、家族の問題として解決に当たらせる必要がある。

そのためには、本人の許可を得て家族を打合せに同席させたり、本人の家計簿を家族が見守って漏れなくつけさせたりする等の家族一体となった問題解決への雰囲気を醸成することが望ましい。

さらに、債務者の収入資産が乏しく、生活保護が必要な場合も多く存在すると考えられる。この場合には、市区町村の福祉担当者と連携し、受任通知を送付して債務弁済を停止するとともに、生活保護の手続きを速やかに取らせる必要がある。この場合、ケースワーカー等の福祉担当者が、一個の社会資源として、債務者と弁護士とのつなぎ役になることも多い。守秘義務の解除を債務者から得て、情報共有を図りつつ、債務整理だけでなく、トータルの解決に向けた活動まで踏み込めればなお望ましいといえる。

なお、このような債務者のなかには、身体または精神に障害をもっている者も多く、また、これまでの生活のなかで障害の診断を受けたことがない者も相当数いると思われる。受診を強制することはできないが、裁量免責の情状的側面でも有益にはたらくことも考えられるの

で、ケースワーカーなどと協力して、本人を説得し、受診を促すことも考えられる。

このように、ギャンブル依存症者が抱え得る法的問題は多数あり、またアルコール依存や性依存等ほかの依存を併発している場合も考えられる。事案によって千差万別ではあるが、まずは、弁護士による丁寧な事情聴取が解決の糸口となることは間違いのないところであり、弁護士として自戒を込めて、事情聴取の重要性については、改めて強調したいところである。

裁判例の紹介

ギャンブル依存症が要因となった窃盗事件の裁判例

①事案の概要

被告人（事件当時44歳・男性）は、2013（平成25）年10月8日午前10時15分頃、横浜市某所所在の小売店舗内において、ほかの買い物客が使用していたショッピングカート内の買物籠の中から同人所有または管理の現金1万2168円および財布等9点在中のバッグ1個（時価合計約1万4800円相当）を抜き取り窃取した。

この被告人は、2010（平成22）年1月頃、窃盗容疑で起訴猶予になった前歴が1件あるほか、通行人の後ろポケットから財布をすり取った窃盗罪により同年7月に懲役3年、執行猶予4年に処せられた前科があるにもかかわらず、判決言渡しから3年3か月足らずで本件犯行に及んだもので、窃盗に対する常習性がうかがわれた。

上記のとおり、本件は、前刑の執行猶予期間中の同種窃盗事件であったため、原則として実刑相当事案であり、例外的に執行猶予を言い渡すには、今回言い渡される刑期が懲役1年以下であることと、「情状に特に酌量すべきものがある」ことが必要であった。

しかし、窃盗罪の社会類型のなかで、万引きなどの類型に比して、すり行為というのは重い類型に属するものであり、被告人は、前回も

すり行為で懲役3年、執行猶予4年に処せられていたことから、運用上「情状に特に酌量すべきものがある」として再度の執行猶予が言い渡される可能性は低く、再度の執行猶予を目指しつつも、実際の弁護活動の獲得目標は、有利な情状による刑期の減軽であった。

というのも、今回、懲役の実刑に処せられた場合、前刑の執行猶予が取り消されて、前刑の懲役3年と今回言い渡される懲役刑を合算した期間の長期間の服役となってしまうことから、なるべく短期間の刑期にとどめられるようにする必要があったのである。

筆者は、被告人、紹介者である精神保健福祉士、被告人の父親等から事情を聴取し、今回の犯行の背後にある事情、動機等について慎重に検討した。

②被告人の疾病性

筆者が被告人や紹介者である精神保健福祉士、被告人の父親から事情を聴取したところ、被告人はアルコール依存症とギャンブル依存症に罹患しており、医療機関で治療歴があることが判明した。加えて前刑の判決後、生活保護費を受給しながらNPO法人が運営する依存症治療施設の利用を開始したものの、2年余り通所利用した後に自分の意思で退所し、そのことを父親にも知らせず、適切な監督者のないままにギャンブルを再開して経済的に困窮し、本件犯行に及んだものであることがわかった。

③弁護活動方針

筆者は、上記の事情を聴取した結果、被告人の窃盗は、窃盗症（病的窃盗、クレプトマニア）には該当しないものの、アルコール依存症とギャンブル依存症という心の病気が背景にあると感じた。それによって経済的合理性を超えて金を使ってしまい、経済的に困窮した結果行われた窃盗であると思われた。健常者によるすり行為に比して、上記の事情は被告人に有利に解するべきであり、矯正施設等の収容により拘禁された状態ではアルコールやギャンブルから隔離されても治療の効果はなく、刑罰よりもこれらの依存症の治療を優先すべきであると考えた。そのため、保護観察付き執行猶予が相当であると主張し、その旨

の立証（精神保健福祉士の意見書・証人尋問、主治医の診断書等）活動をした。

④裁判の結果

　これに対し、第1審の横浜地方裁判所は、被告人はアルコール依存症およびギャンブル依存症であるとしても、窃盗症（病的窃盗、クレプトマニア）に罹患していないことは明らかであると判示した。また、被告人は、アルコールや、ギャンブルを渇望し、これを抑制することができないとしても、窃盗の違法性や執行猶予期間中に再犯を犯すことの意味合いを理解し、規範に直面し、盗みたい気持ちを抑制することは十分に可能なはずであり、実際に出た行動が衝動的であるという意味で、前記各依存症と共通点をもつに過ぎないものであるとした。さらに、前記各依存症患者は社会一般的には経済的に困窮する傾向があるかもしれないが、必ずしも必然的ではなく、依存症患者であれば窃盗行為におよぶ蓋然性があるとはいえないのであり、摂食障害とクレプトマニアの関係とは明らかに異なるものであるとの理解を示した。

　また、第1審の横浜地方裁判所は、前記のとおり、被告人が自らの意思で依存症治療施設を退所し、そのことを父親にも知らせず、適切な監督者のないままにギャンブルを再開して経済的に困窮し、本件犯行に及んだ経緯および動機に酌むべきところがないとした。

　これらの理由から、第1審は、被告人に再度の執行猶予を付すべきほど情状に特に酌量すべきものがあるとは認められず、相当期間の実刑判決をもって臨むほかないと判示した。

　そのうえで、現行犯逮捕されたため、被害者に実害が生じていないこと、被告人が事実関係を認め反省の弁を述べていること、被告人の父親が出廷して指導監督を誓約したこと、前刑の執行猶予が取り消されることとなることを考慮して、検察官の求刑・懲役1年6月のところ、懲役1年を言い渡した。なお、未決勾留日数中60日をその刑に算入するとされたことから、実際には、10か月程度の懲役刑となった。

　もっとも、前述のとおり、実刑判決となった以上、前刑の執行猶予が取り消されるため、前刑の懲役3年が合算され、4年近くの刑期と

なってしまうことになる。

そのため、被告人と協議のうえ、東京高等裁判所に控訴を申し立てることになった。

控訴審において、筆者は、被告人は、アルコール依存症やギャンブル依存症の根底にある衝動制御の障害により、目的財物であるバッグを窃取する行為を抑えることが困難な状態、言い換えると、行動制御能力が一定程度減退していた状態にあったというべきであり、本件犯行時、被告人が盗みたい気持ちを抑制することが十分に可能なはずであるとした原判決は失当である、と主張した。

これに対し、控訴審の東京高等裁判所は以下のように判示した。

被告人によると、パチンコにより借金を増やしたが、アルコールは3年くらい摂取していないという。また、スーパーに限らず、人の荷物が無防備に置いてあったりする場面を見かけると、盗みができるのではないかと気持ちが高ぶったりしたが、執行猶予中ということもあり、自制心が働いて盗みをせずにきていた。実際、本件直前も、スーパーのバナナ売場の前ではリュックサックを盗めるかもしれないと思いながらも、「執行猶予中だし泥棒はまずい」と自分に言い聞かせてその場を離れたという。ところが、本件においては、カートに乗せた買物籠の中にバッグがあるのが目に入ると、「今なら盗んでも見つからない」という気持ちになった。そして、人が多いので、盗んでもすぐにその場を離れてしまえば誰が取ったかわからないだろうと思って本件に及んだという。つまり、被告人は周囲の状況等を考察するとともに犯罪に及ぶことの利害も考えながら、バッグを盗むという目的に合った行動に及んでいるものと認められる。これらの事情からすると、被告人が、こころの中がざわついた状態で冷静な感覚ではなくなっており、行動制御能力がある程度減退していたことが否定できないとしても、盗みたい気持ちを抑制することが十分に可能なはずであるとした原判決の判断は不合理なものとはいえない。所論（注：弁護人である筆者の主張のこと）はなおも、被告人のアルコール依存症およびギャンブル依存症の治療の必要性やそのための態勢が社会内で整っているこ

となどを強調するが、それが更生のために有用であるとしても、被告人にとって社会復帰後の課題とする原判決の判断が誤りということはできない。そうすると、上記のような原判決の量刑事情の指摘、評価およびこれに基づく量刑判断について、いずれも誤りがあるとはいえない。こうして、被告人側の控訴は棄却された。

その後、最高裁に上告するも、上告棄却決定がなされ、1審の横浜地裁の判決が確定した。もっとも、上告の期間中に前刑の執行猶予期間が満了し、前刑の懲役3年の言い渡しは効力を失い、被告人は懲役1年のみ服役することになった（実際には1審で未決勾留日数中60日が算入され、かつ、高裁でも未決勾留日数中40日が追加で算入されたため、約9か月程度の服役となった）。

⑤検討

上記の裁判例を振り返ると、以下のことがわかる。

すなわち、まず、ギャンブル依存症等が窃盗行為などの犯罪に影響を与え得るとしても、上記1審の横浜地裁が「ギャンブル依存症やアルコール依存症は社会一般的には経済的に困窮する傾向があるかもしれないが、必ずしも必然的ではなく、前記各依存症患者であれば窃盗行為に及ぶ蓋然性があるとはいえないのであり、摂食障害とクレプトマニアの関係とは明らかに異なるものである」と判示したように、食行動の異常として（主に）食品万引を繰り返す摂食障害とクレプトマニアの併存症患者のように、精神障害（疾病）が窃盗行動の直接の原因となるというよりも、ギャンブル依存症等は窃盗等の犯罪行為の遠因になり得るに過ぎないケースが大半ではないかと思われる。

また、クレプトマニアの場合も同様であるが、患者自身がギャンブル依存症やアルコール依存症の自覚があるにもかかわらず、自らの意思で治療から離脱した後でギャンブルを再開し、それが原因で経済的に困窮し、窃盗行為が誘発されたという経緯には酌量の余地がないとされる点も注意が必要である。

さらに、現在の司法の一般的な考え方としては、行為責任の観点から、犯罪行為に見合った刑罰を科すことが刑事裁判の主たる目的であ

るとされており、犯罪後に治療につながり、治療効果が認められて再犯可能性が低減したとしても、それ故に再度の執行猶予を付すという裁判例は未だに一般的とはいえず、上記の1審判決のように、更生のために治療が有用であるとしても、治療の必要性が刑罰の必要性に優先するものではないと考える裁判官も少なくない。

もっとも、近時、我が国において、「治療的司法」という司法哲学が提唱され、その理論や実践的な弁護活動に関する研究が活発となってきている。

「治療的司法」とは、司法手続のなかでの単なる法的解決や紛争解決に留まらずに、紛争や犯罪の原因となった問題の本質的な解決に向けて、必要とされる福祉的支援や医療・その他のサポートを提供する司法観をいう[1]。

近時、摂食障害とクレプトマニアの合併患者等による執行猶予中の同種万引き事案において、被告人が実践している治療の効果に期待し、治療を継続させるために社会内処遇を選択する裁判例が多々出現してきているが、これらの裁判例は治療的司法観に基づく判例群を形成するものということができる。

最後に、ほかの専門家との協働について触れておきたい。

筆者は、本件の弁護活動でも精神保健福祉士らと協働したが、ギャンブル依存症等の精神障害を抱えた者の弁護活動については、医師、公認心理師、精神保健福祉士、社会福祉士等による医療・福祉の専門家らとの協働が必要不可欠である。

これらの専門家との協働内容としては、裁判時において、被告人の疾病性が犯行（事件）に与えた影響の有無・内容等に関する医師の意見書や公判証言、治療による再犯可能性の低減に関する医師や公認心理師等の意見書や公判証言、その他、精神保健福祉士や社会福祉士等による更生支援計画の証拠化等が考えられる。

違法賭博の裁判例

東京高等裁判所の2009（平成21）年10月20日の判決は、いわゆる

闇スロットの胴元が、組織的な犯罪の処罰及び犯罪収益の規制等に関する法律（以下、組織犯罪処罰法）違反として処罰され、約9000万円が没収・追徴された事案である。

本件において被告人は、回胴式遊技機（パチスロ機）28台が設置されたビルの一室において、2008（平成20）年2月頃、パチスロ店を賭博場として開店した。当初は、被告人が単独で営業していたが、同年3月上旬に従業員が加入して以降、合計14名が同店の業務に従事し、同年11月に警察の摘発を受けるまでの間、継続的に賭博場として運営された。また、従業員のなかにはさくら役もおり、同店から賭金の提供を受けて、遊戯客を装うなどしていた。

本判例は、このパチスロ店が、組織犯罪処罰法3条の「団体の活動」に当るかなどが争われた事案ではあるが、本稿は、依存症との関係で違法賭博の裁判例を紹介することが目的なので触れないこととする。

本裁判例を紹介した趣旨は、ギャンブル依存に陥り、より射幸性の高いギャンブルを追い求めた結果、本裁判例のような違法賭博の顧客として、犯罪収益に加担してしまうことすらあり得ることを指摘する点にある。

組織犯罪処罰法は、暴力団や国際テロ組織等に犯罪収益が流れることを防止するための法律であり、違法賭博の一顧客が、本法で立件されるものではないが、警察の捜索差押の際に店内に居れば、当然ながら取調べは受けるであろうし、刑法第185条の単純賭博罪または第186条第1項の常習賭博罪として、立件されるリスクもある。

また、依存症が治療されるべき病であり、一顧客が組織犯罪処罰法の処罰対象とはならなかったとしても、暴力団やテロ組織に対する資金提供役になってしまうことは、社会の構成員として倫理的に許されるものではない。

しかも、本裁判例にあるように、違法賭博場では、より収益を上げるためにさくら役を用意して、大当たりする賭場であるかのような演出をすることもあり得るところであり、ギャンブル依存の治療にとっては大きな妨げになることは間違いのないところである。

依存症の治療という意味でも、また、暴力団やテロ組織に対する資金提供を防止すべきであるという意味でも違法賭博場に足を踏み入れることは厳に控えるべきである。

引用文献

1) 指宿信監, 治療的司法研究会編『治療的司法の実践——更生を見据えた刑事弁護のために』第一法規, p. i, 2018.

研究者の立場から

滝口直子

はじめに
～際限なく効率の良い、今どきカジノ～

　ヨーロッパ、例えばドイツの温泉保養地にあるカジノは大人の社交場といえる。高い天井、あふれる自然光でその装飾の美しさも際立つ。規模も小さければ24時間営業でもない。その建物の中で食事を楽しんだり、ギャンブルをしなくても時間は過ごせるだろう。ラスベガス型の大規模なカジノは、ギャンブルをすることに特化した迷宮である。自然光は十分とはいえず、ずらりと並んだスロットマシーンやテーブル。ここで問題としたいのはこの迷宮の進化は、「とどまるところ知らず」ということである。

　アメリカでカジノの歳入の多くを占めるのは、今やスロットマシーンである。スロットマシーンはギャンブル界のクラック・コカイン（コカインを加工して吸煙して使えるようにしたもの）とも呼ばれ、依存性が強いとされている。スロットマシーンへの依存は、人とマシーンの相互作用から生じると説くのは『デザインされたギャンブル依存症』(2018)の著者、文化人類学者のシュールである。シュールによると今やマシーンは「ネットワーク化された電子監視デバイス」(p.217)となり、プレイヤーのギャンブル行動を追跡・分析・予測し、好みのゲームを勧め、さらにはそのプレイヤーのカジノにとっての価値査定までもするようになっている。

　そもそも今どきのスロットマシーンは、3つのラインがあり、真ん中のラインでチェリー・チェリー・チェリーとサインが揃ったら勝ちといった昔のマシーンとは大きく様変わりしている。ニアミスが組み込まれており、プレイヤーは「もうちょっとで大勝ちだった」「今度

こそ勝ちが来る」と勘違いしやすくなっている。さらに「勝ちと間違う」負けが客のプレイを続行させることになる。なにせ勝ちのラインは20、あるいはそれ以上ある。横、対角線、ギザギザ山型、これだけバリエーションがあれば、どこかのラインで、頻繁に小さな「勝ち」が現れてくる。1回のゲーム（3秒）で500円賭けるとしよう。ライン1で50円、ライン12で100円、ライン18で200円勝ったとする。音や光で華々しくマシーンがプレイヤーを祝ってくれる。これは勝ち、それとも負け？　勝ちが続くわりには、プレイヤーは結局負け続けるのである。そもそもスロットマシーンの客への還元率（賭けたお金のうちプレイヤーに還元される割合はマシーンを長期的に稼働させた平均値であり、毎回のプレイの率ではない）は100%未満である。仮に87%の還元率としよう。プレイ1回に3秒を要するとし、1回に200円賭けるとする。1日に3時間プレイ、週に2回カジノに行くと、1か月でどれくらいお金を使うことになるだろうか？　それは平均的所得の人にとって失っても差し支えない金額であろうか？

　シュールの著書がアメリカで出版されたのは2012年である。今は2019年、IT技術はさらに進化を遂げてきた。テーブルゲーム、例えばバカラだが、ひと昔前は、1人の人間ディーラーと7人のプレイヤーが多かった。今やプレイヤーは電子化されたマルチゲーム・テーブルのスクリーンを見ながら賭けることができる。1人のディーラーが対応できる客の数も増えれば、ヴァーチャル・ディーラーが客の対応をしてくれるテーブルもある。また、多機能スロットマシーンなるものもつくられた。スロットマシーン1台で、宝くじやスポーツ賭け、競馬のチケットも購入できる。大勝した時の税金手続きもできれば、「車が当たる」プロモーションへのエントリーもできて便利極まりない。進化したマシーンを投入すれば、カジノ産業はますます効率よく利益を上げることができよう。「そもそもカジノ従業員には問題ギャンブラーの率が高い。賃金が低く昇進もない」などとカジノは批判されてきた（Hancock & Smith 2017）。人間を雇わなければ、そういう批判もなくなる。電子化されたテーブルゲームや多機能スロットマシーン

の説明を読むと、やたら目につく言葉が「無限の（endless）」そして「限度のない」（limitless）」である（IGT 2019, JCM Global 2018）。効率よく、際限なき利益をカジノは期待できるということだろう。

　最新のIT技術を備えたカジノが、数年後には私たちの社会に登場する。ギャンブルに起因する害に対し、私たちはどういう対策をとることができるのだろうか。カジノ先進国が直面した問題を踏まえたうえで、政府には実効性ある害の最小化対策の実施を求めたいものだ。まず、ギャンブル依存症というと頭に浮かぶのは治療プログラムかもしれない。

回復の場に登場しないギャンブラー
〜なぜ支援を求めないのか〜

　ギャンブル依存症は回復可能な病気である。ギャンブル依存症の自助グループであるGA※やギャマノン※に参加すれば、健康な生活を取り戻した本人やその家族に出会うことができる。ギャンブルをやめ続け、マラソンなど健全な楽しみを見つけ穏やかに暮らす元ギャンブラーや、何度も騙されては借金の尻拭いをし、ギャンブルの後押しをしてきたことを笑いのネタにする家族たちがそこにいる。しかし、残念ながら世界的にギャンブラーは自ら回復の場に現れないことが多い。問題を抱えるギャンブラーのせいぜい10%あるいはそれ以下しか受診しない（Gainsbury & Blaszczynski 2011）。なぜギャンブラーは支援を求めないのだろうか。データは2011年に収集したもので多少古いが、筆者がある回復を目指すグループを対象に調査した結果、70%を超える人が肯定したものが以下の項目である（滝口 2011）。

※　巻末の用語解説を参照。

第 5 章　支援者からのメッセージ　研究者の立場から

・自分でなんとかなると思っていた
・自分が依存症になっているとは思わなかった
・どこに助けを求めていいか、分からなかった
・「ギャンブルを止めろ」と言われたくなかった
・気分がワクワクするのが好きだった

　諸外国で報告されている援助希求の障壁も似たようなものである
(Suurvali et al. 2009)。アディクションは否認の病とよくいわれる。「自分
でなんとかなる」は、否認の言葉のようにも思えるが、この意味を探っ
てみたい。「自分でなんとかなる」と言うギャンブラーは、たいてい
何度か周りの人から借金の肩代わりをしてもらっている。周りの人は
首をかしげるであろう。「あんなに尻拭いしてもらったくせに、自分
でなんとかなる？　どういうこと？」。尻拭いしてもらい借金が消え
たとしたら、それはマジックのように消えたわけである。ギャンブル
の大勝ちと同じであり、「自分でなんとかなる」というギャンブラー
の妄想（一発逆転で借金は消える）の背景にあるのは万能感である。さ
らには問題ギャンブルにスティグマがまとわりつく現状では、「こん
な情けないことは絶対に人に知られたくない」という恥意識を強くも
つのは当然である。

家族の不安、焦り、揺れ、絶望、無力

　援助を求めて先に登場するのは家族である。家族がどうギャンブ
ラーにかかわればよいのか、何をしたらよいのか、何をしない方がよ
いのかといった家族のプログラムもあれば、家族の自助グループもあ
る。とはいえギャンブラーが「死んでやる」などと脅し、数日、家に
帰らなければ、「生きていてさえくれれば」と借金を払ってしまう。
もし犯罪に走ったら、新聞に名前が載ったら、家族もここには住んで
いられないと、不安に怯える家族はお金を払ってしまう。ギャンブル
依存症への社会的理解が進まない現状で、家族に「ギャンブラーを変

えようとするのではなく、まず自分が変わらなければ」「自分が健康にならなければ」と方向転換を要請するのは容易ではない。家族は恥意識からなんとか家庭内で問題を解決しようとし、それを繰り返し、失敗し、焦り、揺れ、「何をやってもダメ」と無力化してゆくのである。

　公衆衛生の原則は予防である。ギャンブラーが家族も職も失いどん底に落ちる前に、家族が心身とも疲れ果てる前に、支援を求め健康な生活を取り戻してほしいものである。予防が第一であり、次に見ていくように予防は可能である。ではなぜ効果的な予防策が実施されないのか。産業側がよく採用する予防策の問題点を指摘し、併せて考えていきたい。

産業側の採用するギャンブル害対策
〜その問題点〜

　産業側が採用するギャンブル害対策は責任ギャンブリング（responsible gambling）と呼ばれる。①ギャンブラー自身のカジノ（ギャンブル場）立ち入り自粛である自己排除、②広告の禁止（規制）、③若者へのギャンブル教育、④従業員教育、⑤問題ギャンブルについてのキャンペーン、⑥問題ギャンブルや支援情報のポスター掲示やパンフレットの配布、⑦ゲームの勝ちの確率情報の提示などである。最近、これらに加わったのが、どれくらいお金や時間を使ったかのギャンブル歴をギャンブラーが入手できる情報提示や、任意の負け額上限設定である。よく実施されている対策は、それほど害の抑制には効果がないと指摘されている（Livingstone 2018）。

　残念ながら自己排除を申請するギャンブラーは少ないうえに、たいていなんらかの金銭問題が生じた後での申請である（Gainsbury 2014）。申請後もカジノに立ち入り、大負けしたギャンブラーがカジノを訴えても、アメリカやオーストラリアでは、ギャンブラーが敗訴している（Kelly & Igelman 2009）。若者教育ではギャンブルの仕組みや、勝ちの確

率についての知識は習得できるものの、それがギャンブル依存症の予防につながるかは不明である。逆にギャンブルへの好奇心を刺激する恐れもある（PC 2010）。従業員教育の1つに、過度なギャンブルにふけっている人に声をかけたり支援を申し出るというものがある（Crown Melbourne 2016）。カジノのフロアではそれはほとんど実施されていない。それどころかギャンブルの続行を勧めると報告もある（Rintoul et al. 2017）。自分のギャンブル歴を知ることは重要であるが、それが問題ギャンブルの予防につながるか、どのくらいのギャンブラーがギャンブル歴入手をしているかは不明である。負け額の限度設定（プレコミットメント）は、ギャンブルをするすべての人に義務化されるなら効果がある。現在、一部のカジノが採用しているのは、あくまで任意であり、たいていは「例えば限度の70%である」など情報を提示するのみである（YourPlay 2015）。自分の設定した限度を超えてもギャンブルは続行できる。これでは何のための限度設定かわからない。

民間産業による依存対策の根拠となるのは自己責任モデル

　民間カジノの採用する対策は、たいていリノモデル（A science-based framework for responsible gambling：Reno Model）に基づいたものである（Blaszczynski et al. 2004）。このモデルは、オーストラリアのブラジンスキ（Blaszczynski）、カナダのラドゥサ（Ladouceur）、アメリカのシェーファー（Shaffer）の3者を中心に、2004年に発表されたギャンブル依存症の対策モデルであり、産業と研究者の協調関係から生まれたといえる。何度か改訂されたが、基本的方向性は変わっていない。Reno Model はまず、問題を抱えるギャンブラーはごく少数であり、たいていのギャンブラーは問題なく楽しんでいると想定する。このモデルは科学的な枠組みという題であるが、根拠となる一貫したデータを示しているわけではなく、以下の想定に基づいた方向性を示す指針といえよう。①安全なレベルでのギャンブル参加は可能である、②ギャンブルは、レ

クリエーション、社会、経済の領域で、あるレベルの恩恵を個人や地域に提供する、③過度のギャンブルにより一部の参加者、家族のメンバーやほかの人はかなりの害に苦しむことになる、④社会的恩恵の合計は社会的コストの合計を上回るものでなくてはならない、⑤ギャンブル関連の問題をもっている人にとって、断ギャンブルは実行可能で重要であるが、必ずしも本質的ではない、⑥ギャンブル関連の害を患ったギャンブラーも、コントロールできるギャンブル、安全なレベルのギャンブルに戻ることは達成できる目標である。

ギャンブルをするかどうかの決定はその個人の選択であり、その決定を適切にできるようにギャンブラーには情報が与えられなければならない。そしてギャンブル害の抑制のためにすべての関係者（ギャンブラー、産業、健康・医療関係者、地域、政府など）は協力しあうべきである、というインフォームドコンセント・モデルである。

この想定に対しいくつかの疑問を提起したい。まず「問題あるギャンブラーはわずかである、ギャンブルの社会的恩恵がそのコストを上回る」という点である。

ギャンブルの恩恵とは何か、社会的コストとは何か、誰がその社会的コストに責任をもつのか、それについて誰もが納得できる合意はない。アメリカのカジノ産業は、「ギャンブラー個人に内在する特質、あるいは脆弱性が問題ギャンブルを引き起こすのであり、カジノの責任ではない」と自己責任論を主張する（シュール 2018）。ギャンブルに起因する社会的コスト、例えば犯罪や子どもの虐待といった問題は、社会の責任で対応すべきことであり、民間企業であろうと社会の一員であるからには、社会善のために貢献しなければならない。

ビクトリア州（オーストラリア）は社会的コストを広く定義したうえで、問題ギャンブラーだけでなく、低いとはいえリスクあるギャンブラー、中程度のリスクのあるギャンブラーの社会的コストを算出している。社会的コストには金銭、感情や心理、対人関係や家族、犯罪、労働や生産性の損失、政府へのコストが含まれる。問題ギャンブラーが 24 億ドル（オーストラリアドル）、中程度が 19 億ドル、低いリスクが

第5章　支援者からのメッセージ　研究者の立場から

24億ドルであり、中程度や低いリスクのコストも大きい（表5-2参照）。問題は目立たないとはいえ、予備軍の数は多いため、総コストはさらに大きくなる。つまり問題ギャンブラーは氷山の一角であり、問題ギャンブルのみに注目すると、社会的コストの6割以上を無視することになる。ちなみにギャンブルの恩恵をどう数値化するのか。例えば、ワクワク、ドキドキの楽しさをどう数値化するかは定かではないが、歳入と税収で見ると、同年のビクトリア州のギャンブル歳入は58億ドル、税収は16億ドルである（Browne et al. 2017）。

　では問題ギャンブラーは再び、安全にギャンブルをすることができるという想定は実証できるであろうか。これを実証するには、縦断的

表5-2　ビクトリア州のギャンブルのリスク分類

ビクトリア州の報告書ではPGSIというツールを用い、低いリスク、中程度のリスク、問題ギャンブラーの分類を行っている。 　PGSIによると ・過去12か月を振り返って、次のようなことがありましたか ・失っても差し支えない以上の金額をかけたことがありますか ・同じ興奮を得るのにより大きな金額で賭ける必要がありましたか ・失ったお金を取り戻しに、もう1日ギャンブルをしたことがありますか ・ギャンブル資金を得るためにお金を借りたり、何かを売ったことがありますか ・ギャンブル問題があるとあなた自身、思ったことがありますか ・ストレスや不安など、ギャンブルが何らかの健康上の問題を引き起こしたことがありますか ・あなたが本当と思うかどうかはともかく、ギャンブルのことで人から批判されたり、問題があると言われたことがありますか ・ギャンブルのせいで何らかの金銭上の問題があなたやあなたの家族に起きたことがありますか ・ギャンブルのやり方あるいはギャンブルをして起きることに罪悪感を感じたことがありますか 　「一度もない」、「時にはある」、「たいてい」、「ほとんどいつも」にチェックをしてもらい、それぞれ0、1、2、3と計算する。低いリスクとは1-2点、中程度とは3-7点、8点以上が問題ギャンブラー。なお上記の訳は筆者による。

な研究が必要である。2008年から2012年にかけてビクトリア州で1万5000人の18歳以上の人を対象に行った大規模な調査がある（Billi et al. 2014）。それでわかったのは、過去12か月のギャンブルのリスクと生涯リスクとには強い相関が見られるということである。さらに2009年に新たに問題ギャンブルの基準を満たした人のうち、3分の2は過去に問題ギャンブラーであった。つまり再発した人たちであったのだ。この結果からすると、確かにギャンブルにハマっていた人が、ギャンブルのコントロールをある程度取り戻すことはあるかもしれないが、再発のリスクが多いにあるということである。

　何よりもこのリノモデルは、ギャンブルをするかどうかは、情報を与えられた大人が合理的に判断するものと想定しており、ハマりやすいマシーンの特徴や与えられた情報の適切さを疑問視するよりも、むしろギャンブラー個人に責任を求めるものである。この合理的ギャンブラーという想定はメルボルンの元ギャンブラーがスロットマシーンの「欺瞞性」を訴えた裁判（元ギャンブラー vs カジノおよびスロットマシーン製造会社）でも採用されている（メルボルン裁判資料　2018）。

問題ギャンブラーはカジノ産業のお得意様

　ギャンブルは客がお金を使う娯楽である。レストランで食事をしてもお金を使う。旅行に行ってもお金を使う。娯楽でお金を使えばなくなるものである。ではギャンブルでどの程度の金額を失っても差し支えないのだろうか。北米での研究によると自分の所得の2%程度までが、全く問題の生じない限度とされている（Fong & Rosenthal 2008）。「たったそれだけ？」と思うかもしれないが、借金をしなくても娯楽費の全てをギャンブルにあてるなら、それは健全とはいえない。バランスよく娯楽を楽しむなら、この程度の金額であろう。ギャンブル依存症の人は限度を超えてお金を使う。オーストラリア連邦政府の報告書によると、成人人口の4%が週に1回はスロットマシーンでプレイをし、

このなかの 15% が問題を抱えているとされる。そして問題ギャンブラーのギャンブル支出はマシーン歳入の 40% を占めている（PC 2010）。先のビクトリア州の報告書によると、なんらかのリスクあるギャンブラー（低、中程度、問題ギャンブラー）の支出は、歳入全体の 77% とされている（Browne et al. 2017）。全く問題のないギャンブラーばかりでは、歳入激減であろう。

ギャンブル歳入激減でも国民の健康が大切
〜ノルウェー〜

　ギャンブル歳入が激減しても、国民の健康を優先し、ギャンブル害最小化対策を実施したのが、ノルウェーである。もともとノルウェーは、街のスロットマシーンの利益は公益に使われており、ほとんどギャンブル問題のない国であった。1990 年代にスロットマシーンの運営が自由化され、民間業者が街のレストランやキオスク、カフェ、ショッピングセンターなど、あちこちにギャンブル性の強いマシーンを設置し始めた後、ギャンブルにハマる人が増加し、年齢制限（18 歳）も守られなくなった。そこで政府は規制のためにスロットマシーン事業を国営化することにした（2003 年）。民間業者は裁判に訴えたが、最終的に国が勝訴し 2007 年に民間のマシーンは禁止された（Borch 2015）。その結果、ギャンブル産業の歳入や問題ギャンブルがどうなったかは、政府規制局の上級顧問、ジョニー・エンゲボ（Jonny Engebø）氏の日本での講演資料をもとに述べることとする（Engebø 2017）。

　国営化されたマシーン事業の害最小化策の主な特徴は以下のとおりである。

① 台数制限

　2005 年末までにはおよそ 1 万 5000 台あったマシーンは中央サーバーと繋がれた端末となり、コンビニなどに置かれる端末は 2016 年末段階では 3000 台となった。

② ゲームスピードを規制

1.5秒に1回のゲームスピードが3秒になった。

③ プレイヤーの登録制とキャッシュレス制度

事前に登録することで年齢制限も遵守される。賭け金は口座で処理され、プレイヤーカード（あるいはスマートフォンから）で自分の画面にアクセスする。

④ 国が定めた負け額上限設定

コンビニなどに置かれたタイプでは負ける上限が、1日に9000円弱、1か月では3万5000円程度である。中央サーバーでコントロールされ、勝っても負けてもプレイヤー自身の口座で処理されるので、ほかの人（例えば17歳の息子）が使用すれば、露見する。

⑤ プレイ開始前に、プレイヤーによる負け額（および時間）限度設定（プレコミットメント）

国の定めた負け額以下で自分の負け額を設定しなければプレイすることができない。

⑥ プレイをしない期間の自己設定

例えば3か月、あるいは永久にプレイをしないという設定を、自らその場ですることができる。

⑦ プレイスキャン（Playscan）というギャンブル行動分析プログラムにより、すべてのプレイのモニター

プレイヤーは自分でもギャンブル行動が安全圏なのか（緑）、リスクがあるのか（黄）、問題ギャンブルなのか（赤）、査定することができる。事業者もリスクを検知するとギャンブラーに連絡する。

さらに企業と政府、労働組合の三者機関であるAKANは職場での予防プログラムを開発し、被雇用者がギャンブル問題の初期段階で支援を受けられるよう、ギャンブル問題で失職することのないように支援している。

対策の結果

　まずキャッシュレスになったことで、スロットマシーン関連の窃盗が大幅に減少した。GA のグループ数やヘルプラインの電話件数も減少した。2005 年にはスロットマシーン関連の電話件数は 1256 であったが、2015 年には 17、2016 年は 19 である。歳入はというと、2005 年の 6 億 3000 万アメリカドルから 2015 年には 9500 万ドルに激減している。ノルウェー政府は、ギャンブルを「大人の楽しみ、禁止すれば違法ギャンブルがはびこる」ととらえており、その利益は主に社会善のために使われている。ギャンブルで害を生じさせることは、社会善の目的にそぐわない、さらには国民の健康や安全を脅かすことになる。ギャンブル問題が生じない程度に、国民がギャンブルを楽しんでくれることが国営ギャンブルの提供およびその規制の目的なのである。

おわりに
〜国は実効性あるギャンブル害最小化対策の実施を〜

　産業側の責任ギャンブリング対策が、それほど害を減らすことに実効性がないにもかかわらず、リノモデルはこれまで国際的にも大きな影響を与えてきた（Hancock & Smith 2017）。しかし最近、ギャンブルの生み出す害について、個人やその病理に注目するのではなく、文化や社会的要因、さらにはギャンブル商品の安全性を検討することが必要との見解（例えば、イギリスのギャンブル害対策の国家戦略 RGSB 2019）も示されるようになった。研究者や学会と産業との協調関係についても問題視されるようになった。とはいえ、産業側のスポンサー付き学会が多く開かれているのが現状である。さらにギャンブル行動のデータは産業が所有しているため、産業との協調関係なしには、データへのア

クセスも難しい。学会と産業の利益相反を研究してきたリヴィングストン（Livingstone 2019）は、ギャンブル害の最小化を目指すうえで、①産業の影響力から独立した財源で研究が行われること、②産業は匿名化されたデータを研究用に提供すること、この二つの条件を整える必要があると強く主張する。1人の問題ギャンブラーは6人に影響を与え、1人の中程度リスクのギャンブラーは3人に影響を与える。ギャンブル問題で苦しむ多くは、ギャンブルをやってさえいない家族や周りの人である（Goodwin et al. 2017）。国民1人ひとりの健康を守ること、それは国の役割ではないだろうか。

　本稿は苫小牧における市民集会での口頭発表（2018年11月18日）およびそれに基づく「カジノができたら、誰が得するの？」（黒川新二・篠原昌彦編『地域社会を侵襲するカジノ・ギャンブル——対策に苦しむカジノ先進国からのメッセージ』依存症問題を考える市民の会，2019に収録）を修正、加筆したものである。

参 考 文 献

1)　Engeb φ , J.「ノルウェーにおける責任ギャンブリングおよび規制の実際」ノルウェー・ギャンブル規制局上級顧問、2017年9月12日（東京における講演会資料）
2)　Livingstone, C.「ギャンブル害の予防：オーストラリアから北海道の皆さんへの提言　苫小牧」（2018年12月2日の苫小牧での市民集会講演に基づく）。黒川新二・篠原昌彦編『地域社会を侵襲するカジノ・ギャンブル——対策に苦しむカジノ先進国からのメッセージ』依存症問題を考える市民の会，2019に収録。

第 5 章　支援者からのメッセージ　研究者の立場から

3）　ナターシャ・ダウ・シュール，日暮雅通訳『デザインされたギャンブル依存症』青土社，2018.
4）　滝口直子『なぜギャンブラーは助けを求めないのか』（冊子　非売品），2011.
5）　Billi, R., Stone, C.A., Marden, P., Yeung, K., *The Victorian Gambling Study: A Longitudinal Study of Gambling and Health in Victoria 2008-2012.* Victorian Responsible Gambling Foundation, 2014.
6）　Blaszczynski, A., Ladouceur, R., Shaffer, H. J., "A Science-Based Framework for Responsible Gambling: The Reno Model", *J Gambling Studies,* 20（3）, 2004.
7）　Borch, A., *The Monopolisation of the Norwegian Slot Machine Market,* SIFO. 2015.
8）　Browne, M., Greer, N., Armstrong, T., Doran, C., Kinchin, I., Langham, E., Rockloff M. *The Social Cost of Gambling to Victoria,* Victorian Responsible Gambling Foundation, 2017.
9）　Crown Melbourne, *Responsible Gambling Code of Conduct,* 2016.
10）　Fong, T.W. & Rosenthal, R. J., *Freedom from Problem Gambling,* UCLA Gambling Studies Program & the California Office of Problem Gambling, 2008.
11）　Gainsbury, S. & Blaszczynski, A., "Online Self-guided Interventions for the Treatment of Problem Gambling", *Inter. Gambling Studies,* 11（3）, 2011.
12）　Gainsbury, S., "Review of Self-exclusion from Gambling Venues as an Intervention for Problem Gambling", *J Gambling Studies,* 30（2）, 2014.
13）　Goodwin, B., Browne, M., Rockloff, M. Rose, J., "A Typical Problem Gambler Affects Six Others", *Inter. Gambling Studies,* 17（2）, 2017.
14）　Hancock, L. & Smith, G., "Critiquing the Reno Model I-IV : International Influence on Regulators and Governments（2004-2015）", *Inter. J Mental Health and Addiction,* 15（6）, 2017.
15）　IGT, "Electronic Table Games", https://www.igt.com/products-and-services/gaming/electronic-table-games（閲覧日 2019 年 3 月 20 日）
16）　JCM Global, *Fuzion Technology,* 2018. https://emea-en.jcmglobal.com/product/fuzion/（閲覧日 2019 年 1 月 20 日）
17）　Kelly, J.M. & Igelman, A., "Compulsive Gambling Litigation: Casinos and the Duty of Care", *Gaming Law Review and Economics,* 13（5）, 2009.
18）　Livingstone, C., *A Blueprint for Preventing and Minimizing Harm from Electronic Gambling Machines in the ACT,* Monash University, 2018.
19）　Productivity Commission（PC）, *Gambling Inquiry Report,* 2010.
20）　Rintoul, A., Deblaquiere, J. Thomas, A., "Responsible Gambling Codes of Conduct: Lack of Harm Minimisation Intervention in the Context of Venue Self-Regulation, *Addiction Research & Theory,* 25, 2017.
21）　RGSB（Responsible Gambling Strategy Board）, Board's advice on the National Strategy to Reduce Gambling Harms 2019-2022, 2019.
22）　Suurvali, H., Cordingley, J., Hodgins, D.C. , Cunningham, J., "Barriers to Seeking Help for Gambling Problems: a Review of the Empirical Literature", *J Gambling Studies,* 25（3）, 2009.
23）　YourPlay, How It Works, 2015 https://www.yourplay.com.au（閲覧日 2019 年 3 月 20 日）

裁 判 資 料

・　Federal Court of Australia, Guy v Crown Melbourne Limited（No.2）2018 FCA 36, File number: VID 1274 of 2014.

行政担当者の立場から

小原圭司

国の政策・方針

おおまかな流れ

　ギャンブルは、689年、持統天皇の時代に禁止令が出て以来、たびたび禁止する法律が出されていた。明治時代に入ってからも、ギャンブルは、1868（明治元）年に定められた仮刑律、1870（明治3）年に定められた新律綱領、1873（明治6）年に公布された改定律例、1880（明治13）年に公布された旧刑法において一貫して禁止されていた。これを踏襲し、1907（明治40）年に公布された現行刑法においても犯罪として規定され、一部の例外（一時の娯楽に供する物を賭ける場合）を除いて禁止されてきた[1]。具体的には刑法第185条、第186条で「賭博」が、そして刑法第187条で「富くじ※」が禁止されている。しかし、第二次世界大戦後に、戦後の復興等を名目として、表5-3にあるようなさまざまなギャンブル（公営競技や宝くじ、スポーツ振興くじ）が合法化されるようになった。また、パチンコに関しては、1954（昭和29）年の改正風営法（風俗営業等の規制及び業務の適正化等に関する法律）のなかで、パチンコ店が「設備を設けて客に射幸心をそそるおそれのある遊技をさせる営業」として規定され、パチンコは賭博ではなく遊技であるという整理で、営業が許可されている。

　上記のように、ギャンブルに対しては、法的な規制がされてきたものの、ギャンブル依存症に関する議論が政治的な場でされるのは、20世紀末以降、カジノに関する議論が始まったことがきっかけである。

　カジノは、1999（平成11）年に東京都知事となった石原慎太郎が「お台場カジノ構想」を提唱した頃から、政策の俎上に上がるようになっ

第 5 章　支援者からのメッセージ　行政担当者の立場から

表 5-3　公営競技、宝くじ、スポーツ振興くじとその根拠法令

1948 年　宝くじ：当せん金付証票法　（総務省管轄　旧自治省）
1948 年　競輪：自転車競技法　（経済産業省管轄）
1951 年　競艇：モーターボート競走法　（国交省管轄　旧運輸省）
1954 年　競馬：日本中央競馬会法　（農林水産省管轄）
1955 年　オートレース：小型自動車競走法　（経済産業省管轄）
1998 年　スポーツ振興くじ（loto 等）：スポーツ振興投票の実施等に関する法律　（文部科学省管轄）

た[2]。その後、2001（平成 13）年 12 月に自民党の国会議員有志が議員連盟「公営カジノを考える会」を結成（会長：野田聖子）、その後、「カジノと国際観光産業を考える会」、さらに「国際観光産業としてのカジノを考える議員連盟」と名称が変更された。2006（平成 18）年には、自民党政務調査会のなかに「カジノ・エンターテイメント検討小委員会」が設置され、同委員会は同年 8 月に「わが国におけるカジノ・エンターテイメント導入に向けての基本方針」を発表した。2010（平成 22）年に、当時の与党である民主党の古賀一成衆議院議員を会長として、国際観光産業振興議員連盟（通称 IR 議連）が超党派議員 74 名により発足してからは、たびたび議員立法としてカジノに関する法案が提出されるようになった[3]。そして、自民党の安倍政権の下で、2016（平成 28）年 12 月 15 日に、特定複合観光施設区域の整備の推進に関する法律（IR 推進法）が成立した。同法の附帯決議で、「ギャンブル等依存症患者への対策を抜本的に強化すること」と記載されたため、これ以降、国によるギャンブル依存症対策が本格化することとなった。

　IR 推進法が成立した 2016（平成 28）年 12 月には、ギャンブル等依存症対策推進関係閣僚会議が立ち上げられ、2017（平成 29）年 3 月に「ギャンブル等依存症対策の強化に関する論点整理」[4]が取りまとめられた。そして、同年 8 月に、同閣僚会議において「ギャンブル等依存症対策の強化について」が決定された[5]。このなかでは、競技施行者・事業者として農林水産省（競馬）、経済産業省（競輪、オートレース）、国

土交通省（モーターボート競走）、警察庁（ぱちんこ）が、そして、医療・回復支援として厚生労働省が、学校教育・消費者行政として文部科学省、消費者庁、金融庁が名を連ねており、それぞれのなすべき対策を記載している。依存症の対策については、ともすれば医療的な側面に目が行きがちであるが、この「ギャンブル等依存症対策の強化について」においては、事業者、教育現場、消費者行政等を含めた総合的な対策が目指されていることに注意したい。2018（平成30）年3月には、これに基づき、内閣官房、警察庁、金融庁、消費者庁、法務省、厚生労働省、農林水産省、経済産業省、国土交通省の連名で、「ギャンブル等依存症でお困りの皆様へ」[6]が公表されている（2019（平成31）年3月8日に更新）。

表 5-4　ギャンブル等依存症対策推進基本計画の概要

第一章　ギャンブル等依存症対策の基本的考え方等
Ⅰ　ギャンブル等依存症問題の現状
Ⅱ　ギャンブル等依存症対策の基本理念等
Ⅲ　ギャンブル等依存症対策推進基本計画の基本的事項
Ⅳ　ギャンブル等依存症対策の推進に向けた施策について
第二章　取り組むべき具体的施策（主なもの）
Ⅰ　関係事業者の取組
広告宣伝の在り方、アクセス制限・施設内の取組、相談・治療につなげる取組、依存症対策の体制整備
Ⅱ　相談・治療・回復支援
相談支援、治療支援、民間団体支援、社会復帰支援
Ⅲ　予防教育・普及啓発
Ⅳ　依存症対策の基盤整備
連携協力体制の構築、人材の確保
Ⅴ　調査研究
Ⅵ　実態調査
Ⅶ　多重債務問題等への取組

その後、2018（平成30）年7月には、ギャンブル等依存症対策基本法、特定複合観光施設区域整備法（IR実施法）が相次いで成立し、同年10月にはギャンブル等依存症対策基本法が施行された。これを受けて、内閣にギャンブル等依存症対策推進本部が設置され、翌2019（平成31）年2月から3月に開催されたギャンブル等依存症対策推進関係者会議での意見をもとに、パブリックコメントを経て、同年4月にはギャンブル等依存症対策推進基本計画[7]が決定された。概要は表5-4のとおりである。

さらに、同年5月14日から20日は、ギャンブル等依存症対策基本法に規定されているギャンブル等依存症問題啓発週間の第1回目となり、さまざまな啓発イベントが国や地方自治体等において開催された。以下に、これまでの行政の動きを簡単にまとめた（表5-5）。

厚生労働省における医療・回復支援について

厚生労働省における医療・回復支援について、上記の「ギャンブル等依存症対策の強化に関する論点整理」においては、以下の表5-6のような記載がされている。

厚生労働省においては、2018（平成30）年7月に、障害保健福祉部精神・障害保健課内に依存症対策推進室を新設し、依存症対策に取り組んでいる[8]。厚生労働省は、全国の都道府県、政令市67か所のすべてにギャンブル等依存症に対する相談拠点が設置されることを重点的な目標としているが、2019（平成31）年2月14日の時点で、31か所に設置されている。また、同じく都道府県、政令市67か所のすべてにおいて専門医療機関、治療拠点機関が選定されることをもう一つの重点的な目標としているが、同日時点でそれぞれ21か所、16か所が選定されている。

表 5-5　ギャンブル等依存症に関連した行政の動きのまとめ

1999 年 4 月	石原慎太郎が東京都知事に初当選。「お台場カジノ構想」を提唱
2001 年 12 月	自民党議員有志が「公営カジノを考える会」を結成
2006 年 2 月	自民党政務調査委員会のなかに「カジノ・エンターテイメント検討小委員会」が設置
2010 年 4 月 14 日	国際観光産業振興議員連盟（IR 議連）超党派議員 74 名により発足
2014 年 6 月 24 日	IR を「関係省庁において検討を進める」と明記した「日本再興戦略」改定 2014 を閣議決定
2016 年 12 月 15 日	特定複合観光施設区域の整備の推進に関する法律（IR 推進法）成立。附帯決議内にギャンブル等依存症への対策が明記される。
2016 年 12 月 26 日	第 1 回ギャンブル等依存症対策推進関係閣僚会議開催
2017 年 3 月 31 日	同会議「ギャンブル等依存症対策の強化に関する論点整理」取りまとめ
2017 年 8 月 29 日	同会議「ギャンブル等依存症対策の強化について」決定
2017 年 9 月 29 日	「国内のギャンブル等依存に関する疫学調査（全国調査結果の中間とりまとめ）」発表
2018 年 3 月 30 日	内閣官房、消費者庁、金融庁、厚生労働省等が連名で「ギャンブル等依存症でお困りの皆様へ」公表
2018 年 7 月 6 日	ギャンブル等依存症対策基本法成立
2018 年 7 月 20 日	特定複合観光施設区域整備法（IR 実施法）成立
2018 年 10 月 5 日	ギャンブル等依存症対策基本法施行
2018 年 10 月 19 日	第 1 回ギャンブル等依存症対策推進本部会合開催
2019 年 2 月 20 日	第 1 回ギャンブル等依存症対策推進関係者会議開催
2019 年 4 月 19 日	ギャンブル等依存症対策推進基本計画　閣議決定
2019 年 5 月 14 日～ 20 日	ギャンブル等依存症問題啓発週間

第 5 章　支援者からのメッセージ　行政担当者の立場から

表 5-6 「ギャンブル等依存症対策の強化に関する論点整理」（厚生労働省に関する部分を抜粋）

1　実態把握・調査研究

2　相談・治療体制の整備

（1）精神保健福祉センター・依存症治療拠点機関

○相談体制の整備

①　依存症対策総合支援事業

・依存症相談拠点の設置

・相談拠点と民間団体を含む関係機関との連携方法等について協議する検討会の開催

・ギャンブル等依存症に関する相談窓口を明示し、依存症相談員を配置して実施する相談支援及び相談支援の研修に係る経費を補助

②　依存症対策全国拠点機関設置運営事業

・国立病院機構久里浜医療センターを全国拠点機関に指定

・地域でギャンブル等依存症の相談支援に係る研修を実施する指導者を養成する研修及び依存症相談支援員等を対象とした全国会議を開催

○医療体制の整備

①　「依存症専門医療機関及び依存症治療拠点機関の整備について」

（平成 29 年 6 月 13 日付障発 0613 第 4 号厚生労働省社会・援護局障害保健福祉部長通知）において、都道府県及び指定都市に対してギャンブル等依存症に関する専門医療機関及び依存症治療拠点機関の整備について依頼。

②　依存症対策総合支援事業において、地域の医療提供体制を協議する検討会の開催経費及び地域の医療従事者を対象とした研修経費を補助

③　依存症対策全国拠点機関設置運営事業において、地域でギャンブル等依存症の治療に係る研修を実施する指導者を養成する研修及び依存症専門医療機関の医療従事者を対象とした全国会議を開催する予定

（2）障害福祉サービス等の適切な支援事業

（3）専門的な医療の確立・普及及び適切な診療報酬の在り方の検討

3　人材育成

（1）医師

（2）保健師・看護師

（3）精神保健福祉士

（4）社会福祉士

（5）公認心理師

4　普及啓発

5　民間団体（自助グループ等）への支援

6　その他

（1）就労支援

（2）児童虐待防止対策

（3）婦人保護対策

（4）ひとり親家庭支援

（5）生活保護受給者への支援

都道府県・精神保健福祉センター・保健所・市町村での依存症対策に関する先進的な取り組み

北海道立精神保健福祉センター

　都道府県、政令市には、精神保健福祉センターの設置が義務づけられており、現在 69 か所にセンターがある。そのなかで、ギャンブル依存症の当事者に対する支援を最初に開始したのは北海道立精神保健福祉センターであった。同センターでは、1990 年代半ば以降、月 2 回のペースで、「ギャンブル研究会（G 研）」という名称で、ギャンブル依存症の当事者の集団精神療法が行われている[9]。

東京都立多摩総合精神保健福祉センター

　2007（平成 19）年、東京都立多摩総合精神保健福祉センターにおいて、せりがや覚せい剤依存症再発防止プログラム（SMARPP）を改変した多摩総合精神保健福祉センターアルコール・薬物依存症再発予防プログラム（略称 TAMARPP）が開始された。すると、そのプログラムには、ギャンブル依存症の当事者も参加するようになった[10]。以後、全国各地の精神保健福祉センターにおいて、SMARPP またはそれを改変したプ

ログラムに、ギャンブル依存症の当事者の参加がみられるようになった。

長野県精神保健福祉センター

長野県精神保健福祉センターでは、ギャンブル依存症に対する相談事業が 2002（平成 14）年に開始された。同年 7 月から、アルコール・薬物・ギャンブルなどの嗜癖問題を抱える家族の集う場として、毎月 2 回の家族グループミーティング（家族教室）が開始された。家族と本人の関係性に焦点をあて、家族の対応の確認や助言、家族の気持ちの分かち合いが行われている。また、2009（平成 21）年から、家族講座が年 3 回、センター、保健所で開催されており、ギャンブル依存症の正しい知識と本人への対応方法を学ぶ機会となっている。

当事者本人のグループに関しては、2003（平成 15）年 4 月にセンター内で開始されたが、2007（平成 19）年 3 月には、グループの会場をセンター内から公共施設に移し、当事者だけの独立した自助グループ（GA 長野）となった。現在は、長野市、松本市、上田市で GA のミーティングが行われている。

家族の自助グループとしては、家族グループミーティングに参加した家族が中心となり、2005（平成 17）年 9 月にギャマノンが立ち上げられた。現在は、岡谷市、塩尻市、松本市、長野市でギャマノンのミーティングが開催されている。

さらに、2016（平成 28）年 3 月には、厚生労働省の「依存症者に対する治療・回復プログラムの普及促進事業」を活用し、依存症治療・回復プログラム ARPPS（Addiction Relapse Prevention Program in Shinshu）が開始された。ARPPS は、SMARPP を改変したプログラムで、アルコール・薬物・ギャンブル、それぞれの依存症者に対応できるようになっていることが特徴である。それぞれの依存症に共通する部分を集めた基本編（全 10 回）と、それぞれの依存症に特化した内容等を記載した各論編（A ～ H の 8 パート、うちギャンブルは 1 パートを占める）からなる。同年には、ARPPS テキストを、全国 69 か所の精神保健福祉センターに

配布し、精神保健福祉センターにおけるギャンブル依存症に関する相談対応力の向上を図っている[11]。

島根県立心と体の相談センター

島根県立心と体の相談センターでは、2015（平成27）年度に、SMARPPを改変した回復プログラムの開発を進め、2015（平成27）年11月に、島根ギャンブル障がい回復トレーニングプログラム（Shimane Addiction recovery Training program for Gambling disorder 略称 SAT-G）として運用を開始した[12]。SAT-Gプログラムについては、次項以降に詳述する。

島根県益田保健所

益田保健所の位置する島根県益田医療圏は、益田市、津和野町、吉賀町の1市2町からなる、島根県の最西端の2次医療圏域である。2015（平成27）年の人口は6万1745人であり、人口密度は44.8人／km^2（全国平均は340.8人／km^2）、高齢化率は37.2%（全国平均は26.6%）と、過疎と高齢化が進行している。この医療圏において、保健所が中心となり、ギャンブル依存症に対する支援体制の構築が行われつつあるので紹介する。

2017（平成29）年度に、保健所の主催で、地域の関係者（精神科病院・精神科クリニックの医療スタッフ、市町村の精神保健担当者、生活困窮者相談窓口担当者、障害福祉サービス事業所の職員、債務相談の担当者など）を集めて、ギャンブル依存症に関する基礎研修（9月）、SAT-Gプログラムの使い方研修（12月）と、2回の研修が行われた。この研修を契機に、圏域内で、ギャンブル依存症に対する支援を行っていこうという機運が高まった。多数のスタッフが研修に参加した精神科病院（松ヶ丘病院）内では、ギャンブル依存症についての勉強会も始まり、同院においてSAT-Gを改変したSmAT-G（Shimane-matsugaoka Addiction recovery Training program for Gambling disorder）が開始され、ギャンブル依存症に対する治療体制が整った。

2018（平成26）年度には、やはり保健所の主催で、ギャンブル障害

238

に対する初期介入研修が実施され、前年度同様、さまざまな地域の関係者が出席した。研修では、初期介入の方法（どのようにして相談者のギャンブル問題に気づくことができるか、気づいたらどう話を聞き、どのように専門機関につないだらよいか）を学んだ後、実際の具体的なつなぎ方について、グループワークも行われた。出席者のアンケートからは、「具体的なつなぎ方、つなぎ先がわかり有意義だった」といった感想が得られた。実際、研修に出席した弁護士の所属する法律事務所のホームページに、松ヶ丘病院の SmAT-G プログラムへのリンクが貼られるなど、目に見える形で連携が進んでいる。

　こうして、2年間かけて、保健所主導での研修の成果として、2次医療圏域内における連携した支援体制が構築された。なお、松ヶ丘病院は、2018（平成26）年に、島根県から、ギャンブル依存症に関する専門医療機関、治療拠点機関に指定されている。

回復支援プログラムの紹介・実践報告

SAT-G プログラムの紹介

　島根県立心と体の相談センターでは、開所した 2005（平成17）年以降、ギャンブルの問題に関する相談を受け付けていたが、相談件数はなかなか伸びず、年間10件程度であった。そして、①家族が相談に来ても、それが当事者の来所につながりにくい、②なんとか当事者が来所しても、継続的な相談にならず、通所が途絶えてしまう、という2つの問題を抱えていた。当事者からは、「センターでどういう支援が受けられるのかイメージしにくい」、「いつまでセンターに通えばいいのかわからず不安」といった声が聞かれていた。また、相談のなかで、SMARPP や、それを改変した TAMARPP の一部を個別に施行した場合もあったが、ワークブック内の本文や、課題の選択肢などが薬物依存症に向けたものとなっているために、当事者にとっても支援者にとっても負担が大きかった。そこで、ギャンブル依存症に特化し、通所回

数や頻度など、構造が明確化されたプログラムを提示することで、家族が当事者に対して来所相談を勧めやすくなったり、当事者も来所や継続相談のモチベーションが高まるのではないかと考え、SMARPP を改変した回復プログラムの開発を行うことにした。2015（平成 27）年度に、SMARPP の開発者である松本俊彦氏の監修のもと開発を進め、2015（平成 27）年 11 月に、SAT-G を開始した。

　プログラムを開始することで、家族相談が当事者の来所につながる率は、12.7% から 35.7% と、約 3 倍に増加した。また、当事者の来所が継続相談となる割合（6 か月以内に 3 回以上来所した場合を継続相談とする）は、18.6% から 72.4% と、約 4 倍に増加した。

　SAT-G は、全 5 回のプログラム（ただし任意実施の第 6 回をアンコールセッションとして追加可能）であり、SMARPP と同様に、ワークブックの読み合わせやワークブック内の課題への回答を行うなかで、当事者と支援者が一緒に、ギャンブルに関わるさまざまな問題について考えていくスタイルとなっている。具体的な内容としては、ギャンブルのメリット・デメリットの整理と今後の目標設定、ギャンブル再開のメカニズム（引き金→思考→渇望→ギャンブル再開）についての学習、自らにあてはまる引き金の同定とそれを避けるための工夫、再発・再開の要因分析、渇望への対処行動を学ぶスキル・トレーニング、再発・再開時の対処方法、自助グループの紹介などが含まれている。当事者の思いに寄り添った支援をするため、設定する目標として断ギャンブルだけでなく節ギャンブル（予め設定した金額や頻度の範囲内でギャンブルする）も許容していること、渇望への対処として、思考停止法などの具体的な行動を紹介していることが特色である。各回は、チェックイン（カレンダーを用いた最近のギャンブル状況の確認）、今回のレッスン（テキスト読み合わせと課題への回答）、チェックアウト（今回の感想と、目標達成の自信度を 0 〜 100 の数値で発表）に構造化されている。所要時間は 1 回 1 時間 30 分程度であり、毎月 1 回施行することで、アンコールセッションを含めても、半年以内で修了できるようになっている。

　SAT-G は、当初は個別プログラムとして、2016（平成 28）年 9 月か

らは集団プログラムとしても実施しており、これまでに71名がプログラムを利用している（2018（平成30）年12月1日現在）。2017（平成29）年3月までの1年5か月間のデータでは、プログラムを実施した22人の内、離脱者はわずか1名で、高い継続率が認められた。また、プログラムを修了した20名について、断ギャンブルの者（修了前1か月間にギャンブルを行わなかった者）15名、節ギャンブルの者（修了前1か月間にギャンブルに費やした金額が、プログラム参加前の20%以下の者）5名であり、コントロール不良の者（修了前1か月間にギャンブルに費やした金額が、プログラム参加前の20%を超える者）はいなかった。

精神保健福祉センターにおける
ギャンブル障害に対する簡易介入プログラムの開発

SAT-Gプログラムの開発後、他機関からの紹介が飛躍的に増加し、地域においてギャンブル障害に対するプログラム受講のニーズが非常に大きいことがわかった。また、発達障害や知的障害、統合失調症など、ほかの精神疾患や障害を重複してもつ人についての相談も急増してきた。このため、受講者にとってよりわかりやすく負担も少ない、簡易介入プログラムの必要性を感じ、SAT-Gを改変した全3回のSAT-Gライトを2017（平成29）年に開発し、現在その検証を行っているところである。

SAT-Gプログラムの普及

2017（平成29）年度から、国立研究開発法人日本医療研究開発機構（AMED）の委託研究事業である「ギャンブル障害の疫学調査、生物学的評価、医療・福祉・社会的支援のありかたについての研究」（研究代表者：松下幸生）の分担研究「ギャンブル障害の保健・福祉的支援のあり方についての研究」（研究開発担当者：白川教人）の一環として、SAT-Gプログラムを用いた、ギャンブル依存症への対応力向上を目的とした研修を、東京都、横浜市、福岡市において計4回実施した（2017（平成29）年12月から2018（平成30）年11月）。69か所のセンターの内47

センターの職員がこの研修を受講した。また、同様の研修を、2016（平成28）年から2019（平成31）年にかけて、栃木県、名古屋市、鳥取県、香川県、愛媛県、高知県、長崎県の精神保健福祉センター主催で実施した。その結果、2019（平成31）年2月1日時点で、69か所の精神保健福祉センターのうち、32か所（46.4%）がSAT-Gプログラム（またはそれを一部改変したプログラム）を活用中で、今後活用予定のセンターも合わせると、53か所（76.8%）に及んでいる。こうして、SAT-Gプログラムの使い方研修を通じて、全国の精神保健福祉センターにおいて、ギャンブル依存症に対する対応力の向上が徐々に進みつつある。

今後必要となる施策等

2019（平成31）年4月に策定されたギャンブル等依存症対策推進基本計画では、予防、初期介入、発症後の治療から社会復帰に至るまで、事業者と支援者を巻き込んだ広範な対策が盛り込まれている。しかし、次に述べるようないくつかの問題点があるように思われる。

宝くじ、スポーツ振興くじに関する問題

ギャンブル等依存症対策基本法においては、「ギャンブル等」は、「法律の定めるところにより行われる公営競技、ぱちんこ屋に係る遊技その他の射幸行為をいう」（第2条）と規定されている。宝くじ、スポーツ振興くじも射幸行為であるため、「ギャンブル等」に含まれるように思われる。しかし、ギャンブル等依存症対策閣僚会議が取りまとめた「ギャンブル等依存症対策の強化に関する論点整理」においては、宝くじ、スポーツ振興くじのことは全く触れられていなかった。そして、これを踏まえて発表された「ギャンブル等依存症対策の強化について」や、「ギャンブル等依存症対策推進基本計画」でも全く同様であった。筆者らの施設において、実際、宝くじやスポーツ振興くじによってギャンブル依存症になった当事者の方も来所されていることから、

ぜひ、ギャンブル等依存症に対する対策を考える際には、宝くじやスポーツ振興くじも対象としていただきたい。

ギャンブル等依存症対策の財源に関する問題

　厚生労働省は、全国の都道府県と政令市（合計67か所）に、ギャンブル等依存症の相談拠点や治療拠点を設置することを求めている。また、相談拠点には、依存症対策相談員を置くことも求めている。しかしながら、これにかかる費用の2分の1は都道府県や政令市が拠出することとなっている。このため、前述のごとく、相談拠点の設置や、依存症対策相談員の配置がなかなか進んでいないのが現状である。総務省は、「ギャンブル等依存症対策の強化に関する論点整理」において「引き続き適切に地方交付税措置を講じる」としているが、現場ではその恩恵が感じられない。例えば、自殺対策に関しては、その一部については、地方公共団体が行う事業について全額を国が負担する制度（いわゆる10分の10）があるため、対策が非常にスムーズに進んでいる印象がある。これと同様の制度を、ぜひ考えていただけたらと考える。

　公営競技においては、売上の一定割合を「社会貢献活動」にあてることが定められている。同様の仕組みで、すべてのギャンブル等において、売上の一定割合をギャンブル等依存症対策にあてることとし、それを財源として、上記のように「10分の10」で、実際の対策に当たっている都道府県、政令市、市区町村に交付していただけたらと考える。

引用文献

1) 増川宏一『賭博III』法政大学出版局 , pp.256-350, 1983.
2) 朝日新聞夕刊「カジノ・特許販売…増収狙い、あの手この手　財政難の東京都」1999 年 6 月 26 日
3) 木曽崇『日本版カジノのすべて』日本実業出版社 , pp.12-17, 2014.
4) ギャンブル等依存症対策推進関係閣僚会議「ギャンブル等依存症対策の強化に関する論点整理」（平成 29 年 3 月 31 日）https://www.kantei.go.jp/jp/singi/gambling_addiction/pdf/honbun.pdf
5) ギャンブル等依存症対策推進関係閣僚会議「ギャンブル等依存症対策の強化について」（平成 29 年 8 月 29 日）https://www.kantei.go.jp/jp/singi/gambling_addiction/pdf/gambling_addiction_honbun.pdf
6) 内閣官房、警察庁、金融庁、消費者庁、法務省、厚生労働省、農林水産省、経済産業省、国土交通省「ギャンブル等依存症でお困りの皆様へ」（平成 30 年 3 月 31 日）https://www.caa.go.jp/policies/policy/consumer_policy/caution/caution_012/pdf/caution_012_190308_0001.pdf
7) 内閣官房ギャンブル等依存症対策推進本部事務局「ギャンブル等依存症対策推進基本計画」（平成 31 年 4 月 19 日）https://www.kantei.go.jp/jp/singi/gambletou_izonsho/kihon_keikaku_honbun.pdf
8) 厚生労働省社会・援護局障害保健福祉部精神・障害保健課／医療観察法医療体制整備推進室／心の健康支援室／公認心理師制度推進室／依存症対策推進室「障害保健福祉関係主管課長会議資料　平成 31 年 3 月 7 日（木）」https://www.mhlw.go.jp/content/000499765.pdf
9) 田辺等「ギャンブル依存症（病的賭博）の治療的アプローチ　──臨床経験から」『日本アルコール関連問題学会雑誌』第 13 巻 , pp.24-28, 2011.
10) 谷合知子、四辻直美、奥田秀実ほか「薬物等再発予防プログラム「TAMARPP」の質的効果評価　──担当職員の振り返りから」『日本アルコール・薬物医学会雑誌』第 49 巻第 6 号 , pp.305-317, 2014.
11) 小泉典章、半場有希子、勝又（上島）真理子「病的ギャンブリングに対する長野県精神保健福祉センターの取り組み」『アディクションと家族』第 32 巻第 2 号 , pp.136-142, 2017.
12) 小原圭司・佐藤寛志「『ギャンブル依存症』に対する認知行動療法プログラム～島根県における取り組み～」『公衆衛生情報』2017 年 7 月号 , pp.16-17, 新企画出版社 , 2017.

長期臨床経験者の立場から

田辺 等

はじめに

　筆者は、現在は人文系大学に籍をおいているが、基本は精神療法志向の精神科医である。医療機関や精神保健福祉センターにおいて、長年、多様な精神疾患の臨床を経験してきたが、治療技法としては、グループの集団力動を活かした集団精神療法を、統合失調症や依存症の治療、そして種々の問題の家族支援に活用してきた。今回の主題であるギャンブル依存症に関しては、1990年代から集団精神療法を継続してきた。

　治療を始めた頃は、日本でGA[※]（ギャンブラーズ・アノニマス）がようやくスタートしたところで、専門家側の対応は、依存症治療のパイオニアである齋藤学先生のほかには、一部の精神科医、心理カウンセラーしか対応していなかった。筆者が、約10年間の精神保健福祉センターでの治療経験をまとめ、市民向け啓発書[1]を書いたのが2002（平成14）年である。当時は、国内でギャンブル依存症の治療実践に基づく研究書や著作はほとんどなかったため、これは版を重ねたが、近年は、いわゆるIR推進の議論が続き、にわかにギャンブル依存関連の著書が増えてきた。IR推進法で許可された私企業は、刑法の賭博罪の対象から除外され、カジノを経営できる。したがって、国はギャンブル依存症の関連施策を急ピッチで用意する必要があるし、ギャンブル関連企業も、一部の専門職や研究職に多大な資金提供をして研究を促し、対策を講じ、「責任ある企業」というイメージをつくっている。

[※] 巻末の用語解説を参照。

そのようななかで、ギャンブル依存症に関する著作は増えているが、本質的な議論や検討はなお十分ではない。病理機序、治療技法、臨床経過や転帰に関する研究や議論を、今後も重ねていく必要があるだろう。本稿では、筆者が臨床経験を長期に続けてきたなかで、日頃から感じている問題や今後考えるべき問題をいくつか提示してみたい。

ギャンブル依存症は物質使用の依存症より軽症なのか、多様な介入が可能なのか

「ギャンブル依存症」とは、公式な診断用語ではない。臨床家が、アルコール・薬物の依存症との臨床的な類似性から使用し、一般社会が「依存症」の用語になじみがではじめていたので、この用語が普及されるようになった。「自分のギャンブル行動を、自分の意志でコントロールできないという問題」は、当初、公的診断用語としては、「衝動制御の障害」という診断カテゴリーにあったが、米国の2013年DSM-5から「衝動制御の障害」から「嗜癖性障害」のほうのカテゴリーに移り、病名もPathological Gambling（病的賭博）からGambling Disorder（ギャンブル障害）になった。WHOの国際的診断分類のICD-11への改訂でも、嗜癖関連カテゴリーで「Gambling Disorder」の病名となる方向である。

この変更の大きな要因は、ギャンブル依存症の病理性について、アルコール・薬物依存症と、臨床的な経過が極めて類似していること、および脳機能における知見の集積、すなわち、脳の報酬系において、ギャンブル依存症でも、物質使用における依存症との共通の病理を示唆する知見の集積がなされたからである。

しかし、これに対してわが国では、ギャンブル依存症は「ほかの依存症より軽く、短期介入でも効果的」とか、「多様性があり、個別の対応が大切」などの意見を時に聞くことがある。これは、どのように考えるべきであろうか。

第5章　支援者からのメッセージ　長期臨床経験者の立場から

わが国では「遊技」とされたパチンコやスロットの日常生活への浸透が著しく、駅前や大学のすぐ近くにも、ギャンブルができる遊技場がある。生涯有病率（一生のうちに一度は病気になる割合）や、12か月有病率（12か月のうちに病気になる割合）が他国に比べて高いのは、一般市民層に、ギャンブル依存症の問題が蔓延しているからである。どこにでもいる大学生や若いサラリーマンが、ギャンブルにはまり、ギャンブル障害の診断基準を満たすほどになって、数十万円から百万円の債務ができ、親に肩代わりしてもらい、その条件として受診するといったことは、しばしばある。そこで深く反省し、何らかの治療的介入に、数回通院して、受診後6か月や12か月の状態が良好ということはよくあることである。

ギャンブル依存症者の来談者のほとんどが、自力で対処困難な借金を抱えるために、債務問題への何らかのインターベンション（介入）がなされる間のギャンブル行動は、改善の傾向をとる。高額債務を家族が肩代わりして叱責しただけでも、しばらくは、ギャンブルは自制される。

問題が発覚し、債務整理をしてもらいながらの介入で、開始前、介入直後、介入終了時の比較で、正の効果が確認されることをエビデンス（証拠）と評価することが可能だとしても、このような介入経験から、「依存の病理性は軽い」「物質使用障害とは異なって種々の介入が有効」、など結論づけることには筆者は違和感がある。認知行動療法などの、取り組みやすい治療法の普及などが急がれるからこそ、これは、よく考えておくべき課題だと思う。

確かに、近年の傾向として、依存症治療では、早期に診断して、その動機づけを行うことと、動機づけが不十分なときでも、本人が望む目標でよいから、介入を早期に開始することが推奨されている。そのような背景もあって、ギャンブルの場合にも、ギャンブルを断つのではなく、ギャンブルの程度を節制する、いわゆる「節ギャンブル」を治療目標とすることや、「依存症モデル以外での治療理論モデル」を唱える声もある。

しかし、依存症の経過には、個々の症例で問題が持続性のものばかりでなく、挿間性（安定と再燃を繰り返すタイプ）のものがあり、ギャンブル依存症でもそういうケースはしばしばある。

ギャンブル依存症の病理性に関する筆者の認識を示すにあたって、『アルコホーリクス・アノニマス』（いわゆるビッグブック）の記載を参考のために引用する。ビッグブックに記載された当事者の体験は、依存症の病理性を理解するのに格好の教科書である。

「ここにわれわれがやってみた方法をいくつかあげてみよう。ビールだけ飲むこと、杯数を制限すること、決して一人では飲まないこと、朝は飲まないこと、家でしか飲まないこと…（中略）…旅行をしてみること、旅行はしないこと…などなど数え上げればきりがない（しかし、どの方法でも酒をコントロールすることはできなかった）。」[2]

ギャンブルに問題をもつ人たちも、同じような努力をしている。

週末だけやること、週末だけはやらずに家にいること（問題が露見しないように）、1万円だけやること、借金だけはしないこと、サラ金、闇金だけは使わないこと等々、たくさん工夫してきたが、結局、果たせなかった。勝ち負けの額を計算し、それをブレーキに活かすような制御法はとうに能わず、深追いを続け、「これが見つかれば離婚か」などと思いつつも、メリットとデメリットを測る天秤はすでに壊れてしまっている。そして物質使用の依存にはない問題として、ギャンブルは自分が節度をもって楽しんでいる間に、時として大きく勝ってしまうことがある。仮に10万円勝ってしまえば、「1万円だけ遊ぶ」という節度ある枠づけは崩れ、「勝った10万円だけはギャンブルしてもよいのだ」という都合のよい自己中心的思考が復活してしまう。そして10万円が新たな種火になり、再燃してしまうのだ。ギャンブルをコントロールできない状態を、長年治療してきた筆者には、ギャンブル依存は物質使用の依存症と本質的に同質という認識しかない。ギャンブルが「完全に止まってはいないが、問題の程度が軽減した」とい

うことを、一定の治療成果とみなしたとしても、「節ギャンブル」を
治療目標とするという議論には、どれほどの意味があるだろうか。

ピラミッドモデルで考えるギャンブル依存症

　自分のギャンブル行動をコントロールできない、という状態の本質
をもう少し考えてみよう。再び、AA ビッグブックから引用してみる。

　「われわれは皆、何回かコントロールを取り戻したように思ったが、
そのような—ふつう短い—中断の後には、必ず哀れな、理解できない
ような堕落をもたらすコントロール喪失が続くのだった。」[3]
　「われわれのほとんどは、長い間飲まない生活をしたら、その後普
通に飲むことができると信じたものである。しかし、この人（筆者註:
25 年断酒した人）は 55 歳で、彼が酒をやめた 30 歳の時の状態にいる
ことに気づいたのである。…（中略）…ある期間飲まずにいた後で飲
み始めると、われわれは短時間のうちに、一番悪かった時よりも悪く
なる」[4]

　これは依存症の症状、経過、その病理性を非常によく表現している
と筆者は考える。
　ギャンブル問題でも、10 年、20 年と臨床を経験してみると、自ら
が診た「軽症」患者でも、ほかの治療者（筆者からみて実に優秀な依存症
臨床家）が診た患者でも、治療的介入によって、当初は改善傾向を示
していたはずが、再燃後に治療が不確実になって失敗を繰り返し、失
職、離婚、家出、自殺念慮や未遂、時に詐欺、横領、窃盗などに至っ
たケースを経験している。昭和時代の高名かつ謙虚な某精神科教授が、
自分が大学病院で「治した」と思っていた統合失調症の患者さんが、
長い時の流れを経て、民間の慢性期病棟にひっそりと長期入院してい
た事実を知り、感慨深く自省したという話も聞いたことがある。同様

のことが、ギャンブル依存症にもあるだろうと思う。筆者は、「ギャンブル依存症は軽症」と考えるのではなく、「ピラミッドモデル」で考えるようにしている。

　ピラミッドモデルは、「頂上」を最重度とし、「すそ野」を娯楽ギャンブルとする。「ピラミッドの中腹」は問題性の高いギャンブラーで、診断基準的には、例えば DSM-5 でいえば、9 項目中の 4 〜 5 項目程度の人である。このような段階では短期介入も有効であるし、個人の性格、生活状況に応じた種々の介入は、一定期間（数か月〜 1、2 年）は効果を上げる可能性もあるだろう。「中腹」からなら、大負けを契機に自力で下る可能性もある。

　しかし、ギャンブル依存症は再燃しやすい。いわゆるスリップが繰り返されれば、より高い地点に進行し、心理社会的問題が徐々に悪化していく。再燃を繰り返すうちに、掛け金の額への「慣れ」（耐性）が生じ、ギャンブルの結果引き起こされる「負の結果」にも慣れが生じてくるからである。深追いして、借金をするようになり、その額は大きくなり、取り返さねばと、ますます債務が進む。それに伴い、自己中心的な発想が出てきて、「勝って返せば問題ない」「とにかく負けをチャラにすればよいのだ」（筆者はこれを「チャラ思考」と呼んでいる）という、物事の処理にもギャンブル的な発想がでてくる。

　そのため約束を反故にされた配偶者や親の気持ちに対しては鈍感になり、借金・多重債務が日常になり、夫婦関係・親子関係のトラブルにさえも「慣れ」が生じて、虚言・虚偽でつくろうことが日常化する。債務問題で極度に追い詰められれば、子どもの貯金箱も、学資保険も、お賽銭も、お布施も、献金も、単なる「返済手段の一つ」でしかなくなる。道徳的にも後退し、横領、詐欺、窃盗などの犯罪に進むことさえある。

　こうして、「依存症のピラミッド」の頂上に近づくと、自己中心思考、居直り思考が頻繁に生じやすくなる。パーソナリティ障害が合併しているわけでもないのに、離婚、離職、自己破産、そして自殺念慮や未遂など自殺傾向が高率になってくる[5]。エピソードが繰り返されれば、

心理社会的問題は徐々に悪化していく。こうした本人を取り巻くストレス状況や種々のストレス因など、ギャンブル乱用の契機や誘因になった「個別状況性」や「問題の個性」が希薄になるため、行動や考えが皆、同じようになっていくのである。依存症のピラミッドの中腹ならば、個々の上ってきた道筋によって、眼下の風景はそれぞれ異なる。しかし、頂上に上がってしまえば、見える風景に「個性」はなくなっていくのである。

脳の病理性の知見を支援に生かす

　ギャンブル行動の再燃により、ギャンブル依存症の臨床経過が悪化していくという事実の背景には、脳の報酬系の病理問題がある。オールズ（J. Olds）とミルナー（P. M. Milner）が発見した脳の報酬系は、直接の電気刺激はもとより、化学的な刺激（依存性薬物）でも、ギャンブルのような行為の刺激でも反応する。脳の腹側被蓋野からのドーパミン系神経回路が、刺激に反復して反応することが、問題の本質である。パーキンソン病の治療薬でのギャンブル依存や買い物依存問題も、ドーパミン神経回路の受け皿を増やす治療薬の副作用で、同じ機序によるものである。

　筆者は、このような脳科学的な知見は大いに活用すべきと考える。「依存症は意志の弱い者がなる」「ギャンブルを断ち切れないのは自分の意志が弱いからだ」という、すでに広まっている偏見を変えるインパクトがあるからである。

　この説明を聴いて、「受診前までの自分の行動は、自分の人間性の問題ではなく、病気だったのだ」と理解でき、涙を流して治療を受け入れた当事者もいる。逆に、そのような理解がなく、「意志が弱い自分のせいだ」「どうにもならない自分は、自殺してお詫びし、責任を果たす」と考えて、自殺に至るものも出てくる。

　家族もまた、その大部分が「当人の意志の弱さ」のためと考え、「嘘

をついてまでやる」ほどの「どうしようもない人間」になったと考え
やすい。だからこそ、「脳の報酬系の神経回路が（ギャンブルの影響を受
けて）、健康な営みから逸脱してしまった」ことが問題であることを、
家族には十分に説明する必要がある。それも心理教育的な配慮で行う
ことが肝要なのである。「問題は親の育て方でもなければ、本人の人
格の問題でもない。繰り返された刺激に、脳の反応が正常範囲から逸
脱してしまったのだ」という説明は、家族を過度の責任感から解放し、
本人の問題解決には役立たない罪悪感を軽減する。問題を外在化して、
取り組みやすいものに変えてくれるのである。

　経験の乏しいスタッフは、チェック項目や自記式などの項目の数の
判定基準を示し「病気」とだけ説明して、その病理性を十分に説明し
ないことがある。医療では、疾患や障害の状態に関して、慢性的で進
行性の病態では、十分な説明と同意を行う責任がある。ギャンブル依
存症の場合も、単回のスリップでも、なぜ危険であるのか。自分の意
志で自分の行動を制御できない「コントロール障害」はなぜ起きてい
るのか。反復するギャンブル行為が、脳の神経回路に影響を与えて、
脳機能が変化している等のことを要点として、治療や介入支援に病理
の説明を生かす必要がある。

　ギャンブルの問題を脳機能の問題として提起し、それを当事者・家
族が理解していくことは、回復への取り組みを安定させる。一つひと
つの言動を、脳機能との関連で家族には十分に説明すべきである。本
人が自分の行動や生活を変えていく動機づけにも、医療者・支援者の
科学的な病態説明が効果的である。ギャンブル依存症について、「脳
機能の問題」という医学的な面での説明を、回復支援の実践に生かし
ていくことが重要なのである。

家族の「脱イネイブリング」のサポートで重要なこと

　依存症は家族を巻き込む。依存症の状態にありながら、自分の体力

で働き、生計を維持し、社会的・家族的ニーズにも適度に応じる、ということはほぼ不可能である。必ずや何かの問題で破綻しそうになるので、家族の助けは自然に起きてくる。そして依存症の本質をまだ、よく理解していない家族の「支える」行動は、ギャンブルの問題を長引かせてしまう「イネイブリング行動」につながることが多い。それは、どの家庭でも起きやすい。

　特にギャンブル依存症では高額な債務が問題になるので、必ずといっていいほど家族は巻き込まれる。このような事例では、支援者の指導やほかの家族の助言の影響から、家族が金銭管理によってギャンブル問題を封じ込めようとすることがよくある。

　しかし、ここで考えるべきことは、本人が自分のギャンブルの問題性を否認し、ギャンブルを続けているときに、家族がカードや通帳を管理しようとすると、問題がより見えなくなってしまうという点である。別の抜け道を考えたり、嘘をついたりして、金を引き出そうとすることが続き、実態を隠してしまうからである。

　借金の返済を迫られて会社の備品を売って金をつくったり、顧客の金銭を横領したりするケースもある。ある家庭では、管理していた親が出かける際に、学生の娘に金銭管理を代行させたところ、その娘に金を出すよう当事者が迫り、それが双方の大きなこころの傷つき体験になったこともあった。

　ギャンブル問題に困る家族への相談窓口は広がったが、依存症治療の視点から家族をみていない指導によって、金銭管理の助言に従う家族と本人のイタチごっこが続き、ただただ疲弊した家族から私はセカンドオピニオンを求められことが何度かあった。

　ギャンブル依存の家族相談は、ほかの依存症相談より、本人受診につながる率ははるかに高い。家族相談の後での受診では、本人に依存症の回復プログラムに参加してもらうよう動機づけして、債務問題の責任は本人に返している。本人が法テラス※や弁護士、司法書士などを活用し、長い時間をかけて自分で返済することが基本である。家族の関与は、本人が回復の道のりを安全に歩きたいと考えだし、本人か

らの協力要請を受けた場合にのみ、それを吟味して対応するものである。

　家族相談のなかでは、それまで触れられていなかった家族関係の内的問題が浮き出る場合もある。というのも、家族の一人が依存症になったということは、家族システム内の問題性や脆弱性に蓋をする役割を果たしていたことが、時にあるからである。金銭管理を本人の責任に戻すことは、親の立場では非常に不安があるが、それによって、親子関係に内在していた、「遅すぎた『子離れ』問題」に取り組める家族もいる。あるいは夫婦関係のあり方が検証される場合もある。例えば、セックスレス問題が、長年続いていた夫婦も珍しくはない。

　家族支援は、単なる債務返済の金銭的指導、ギャンブル行動の封じ込め対策を指南することではない。ギャンブル問題で、家族相談をしても、当事者と同伴来所ができない家族（きわめて稀であるが）には、家族関係自体を変えていくための継続支援が必要になる。

　ギャンブル依存症者の家族の自助グループであるギャマノンに、妻の立場で積極的に参加し、自分たち夫婦の関係に深い洞察を得た人もいる。家族としての問題を検証しながらの家族支援にも、大きな意義があるのである。

グループの活用を考える

　最後に触れたいのはグループ活用の意義である。これまで述べたように、依存症の本質は、活動の成果や達成した喜ばしい出来事や事象への自然な快感反応系である脳の報酬系回路が、人為的な刺激で報酬効果を反復した結果、その反応系に執着する主体に変質させられてしまうことにある。

　人為的な刺激とは、アンフェタミンやコカインやエチルアルコールのような薬物の摂取や、ギャンブル行為での勝利体験の反復のことである。ネズミやサルなどの動物実験でも依存の形成は証明できるが、

依存からの回復については、人間の場合は、環境を変える動物実験のように簡単にはいかない。体験の反復で、日々の生活のなかでの「連合」が形成されることや、人の生き方の価値観をも変えてしまうという問題がある。

　よく言われるが、依存性の強い麻薬系薬物の経験者がすべて乱用後に依存症になるとは限らず、動物実験的には依存性が高くないニコチン（タバコ）のほうが、なかなかやめられず依存状態になる人が多い。薬物の依存性の強度は、行動薬理の動物実験のレバー押しの回数などで把握できるが、人間の依存症という病の強さは動物実験ほど単純ではない。

　人は人生の営みにおいて、圧力や不安を感じたときの鎮静や息抜き、気分転換、また前向きに進む刺激となるようなものを求める。手軽に頻回に使え、少し気分を変える即効性があるニコチンを吸引する行動は、生活の種々の出来事、状況、行為、感情との間に「連合」ができやすい。起き抜けに、食後に、仕事の一休みに、混乱した頭の整理に、性生活の後になど、さまざまな生活場面や状況で、ニコチン使用の経験が継続すると、ニコチン吸引の「連合」が形成される。ギャンブル問題ではないが、自傷行為も、それが誘発する脳内物質の依存性の強度の問題もあるが、どのような状況で、どのような感情や心理で、自傷行為を反復してきたかも重要である。耐え難い心理や感情と自傷行為（その痛みと誘発物質の効果）との間で「連合」が形成されてきたと考えるべきであろう。これらを断ち切るには、生活の仕方や生き方の工夫がいるし、ギャンブルの問題でも、自己の家族への感情問題、同胞へのコンプレックスなど、複雑な感情問題との関係が背景にあるケースもある。

　さらに、自己の人生の価値観や日々の生活からの充足感ということの問題もあると筆者は考える。心身機能が順調で、家族や職場で役割や目標があり、物質的にも、支え合う人間関係にも恵まれているとき、脳の報酬系は、薬物の効果やギャンブルの興奮に、簡単には「ハイジャック」されない。日々の喜びに反応し、自らの生活を肯定的に価

値づけている人は、薬物やギャンブルでの興奮や快感を経験しても、早期に撤退し、生き方を変えるまでのリスクは犯さない。依存症者には、強く自覚していなくても、自分の現在と、こうありたいという自己像のイメージとのズレでの不満や不安が続いている人が多い。こうしたことは回復支援の手法としてグループを活用し、グループ内の対話で、メンバーが依存に至った生活史や、回復過程の喜びを語ることを聴いてきて、気づいたことである。

「どう生きていくか」という自己への問いかけを放棄して、「とりあえず」とか、「そこそこの」などの判断で、大学や職業を選んできた結果として、何か欠けている自分や、満たされない空虚感が背景にある人は少なくない。このような場合、ギャンブルをやめ、表面的に問題のない生活が続いたとしても、何かが欠けた感覚は長く続き、些細な刺激でギャンブルの再燃に傾きやすい。脳機能的にも、ギャンブル以外の一般的なゲームに対する反応が低下している[6]ので、なおのことである。

ギャンブル依存症対策は急務の課題なので、今後、依存症医療の経験のないスタッフが、テキストやシナリオを片手に、ギャンブル依存症の相談支援を行い、当事者に対し、指導的に、「あれをしたらよい」「これをしたらよい」と、再燃防止の行動処方を行うこともあるだろう。しかし、「依存症を繁殖させやすい心的状態」を振り返り、そこでの自分の問題に手をつけ、生き方へのヒント、手掛かりをそれぞれが獲得していくといった主体的な取り組みが重要である。そのことは1対1の支援では難しく、グループを使うことで育まれやすい。グループのなかで、自分を主語に、自分の考え、行動、感情を語り続けるなかでできてくるのである。依存症の集団精神療法の技法やグループの治療的意義は、別書[7][8]を参考にしてほしいが、種々の治療技法のなかで、集団精神療法が、メンバーを最も主体的にさせると筆者は考えている。

グループには、ケアフルな空気も、ハートフルな反応もあったりするが、厳しい指摘や直面化も時にある。自助グループでは「他人の棚

卸しはしない」と言って、このことでの感情的な葛藤を回避する知恵を使っているが、筆者のような専門職による治療的グループでは、感情反応が一時的に起きても、それで破壊されない安全なグループを確保する運営を心がけている。

あるメンバーの問題をグループ全体で考えていくと、当初は控えめでも、徐々に、ほかのメンバーが積極的に話し合いに参画するようになる。他者の問題への共感や自分なりの提案、そして、その問題を通しての自分自身への洞察なども同時に深めていく。

脳の報酬系が、健全な生活刺激に健康に反応するまでに回復していく期間は、今なおわかっていない。ただやめているだけで、生活に喜びのなさが続く時期には、再発のリスクは高い。グループでは、あるメンバーの失敗への対策を考えて、集団での討論で吟味を深めながら、「これが自分ならどうするだろう」と、内省していく。時には結論が出ない問いかけもあるが、グループ全体での現実吟味は進む。これがグループ臨床の醍醐味なのである。

このようなプロセスを繰り返すなかで、個々のメンバーが新たな生き方の手がかりを得て、主体的に、生き方や生活を変えていくようになると、長期的な安定やギャンブル依存からの離脱の可能性は高くなってくる。

筆者の場合、治療的グループの開催頻度は、月に1、2回の条件でしか経験できなかったので、自助グループの活用・併用を推奨してきた。両方を経験したメンバーは、「違いがあるが、どちらにも利点があり、自分のギャンブル問題の安定のためには必要なものだ」という。

依存症とは、人が生きるうえで必要な息抜きや感情処理、気力の喚起という、当たり前で、ありふれた問題への対処に困っていたときに出会った「危険な処方箋」である。それを使わないためには、もともとの生き方の問題に向き合う必要があるし、向き合える力を熟成させるプロセスが必要だ。

依存からの脱却をサポートし、プロモートすることは心理療法的過程なのである。そのプロセスに、グループの集団力動を使うか、使わ

ないかは、その治療者の志向性によるが、生き方の問題に真摯に向き合うプロセスは必要だ。そのプロセスを同じ問題で苦労している仲間とともに歩むという構造が、集団精神療法という枠組みである。

　認知行動療法をベースとする治療者・支援者も、それを集団で実施するなら、集団力動を活かした集団精神療法的効果も期待できることを考えてほしい。すでに、集団で行っていて、それが順調に推移しているときは、構造化された手技・手法の効果に加えて、グループの効果が加味されている可能性も高い。参加メンバーは、認知行動療法というより、「〇〇先生のグループ」と呼んでいたりするのである。また、これから種々の技法で取り組もうと考えている人には、是非、それを集団で実施することを試みていただきたい。そして、グループの効果を活かせるように、筆者が所属する日本集団精神療法学会などの研修プログラムで、集団力動への意識的な学習にも取り組んでもらいたいと思う。

　グループという場では、他者の発言に耳を澄ませて、他者の失敗を受け入れ、その苦悩に深くうなずき、共に笑うなかで、どう説明してよいかわからなかった自分自身のことや自分の行動、感情、自分の生き方などについて、自分の言葉で語れるようになる。それが変化、成長していくために肝要なことなのである。

　そして、このグループプロセスと集団の空気を共有することは、治療者にも学びが多い。依存症とはどのようなことか、家族とは何なのか、夫婦とはどのようにあるべきか、病を認めるとはどのようなことか等々の「真実」を学ぶことができる。当事者の強さというものもわかってくる。グループは、支援者・治療者にとっても学びの多いよい機会になることを最後に強調しておきたい。

文 献

1) 田辺等『ギャンブル依存症』日本放送出版協会 , 2002.
2) AA 日本出版局『アルコホーリクス・アノニマス（ハードカバー版)』NPO 法人 AA ゼネラルサービス（JSO）, p.47, 2002.
3) 前掲書　pp.45-46
4) 〃　　 p.49
5) 田辺等「ギャンブル問題と自殺予防」『アディクションと家族』第 27 巻第 4 号 , pp.310-314, 2011.
6) 鶴見孝介「行為嗜癖の神経基盤」『臨床精神医学』第 45 ：, pp.1513-1519, 2016.
7) 田辺等「依存症／嗜癖の集団精神療法」『日本アルコール関連問題学会雑誌』第 16 巻第 1号 pp.192-194, 2014.
8) 田辺等「アディクションの回復におけるグループセラピーの意義」『アディクションと家族（日本嗜癖行動学会誌)』第 29 巻第 2 号 , pp.124-131, 2013.

資料・用語解説

AAの12のステップ

1　私たちはアルコールに対し無力であり、思い通りに生きていけなくなったことを認めた。

2　自分を超えた大きな力が、私たちを健康な心に戻してくれると信じるようになった。

3　私たちの意志と生き方を**自分なりに理解した**神の配慮にゆだねる決心をした。

4　恐れずに、徹底して、自分自身の棚卸しを行ない、それを表に作った。

5　神に対し、自分に対し、そしてもう一人の人に対して、自分の過ちの本質をありのままに認めた。

6　こうした性格上の欠点全部を、神に取り除いてもらう準備がすべて整った。

7　私たちの短所を取り除いてくださいと、謙虚に神に求めた。

8　私たちが傷つけたすべての人の表を作り、その人たち全員に進んで埋め合わせをしようとする気持ちになった。

9　その人たちやほかの人を傷つけない限り、機会あるたびに、その人たちに直接埋め合わせをした。

10　自分自身の棚卸しを続け、間違ったときは直ちにそれを認めた。

11　祈りと黙想を通して、**自分なりに理解した**神との意識的な触れ合いを求め、神の意志を知ることと、それを実践する力だけを求めた。

12　これらのステップを経た結果、私たちは霊的に目覚め、このメッセージをアルコホーリクに伝え、そして私たちのすべてのことにこの原理を実行しようと努力した。

（AA ワールドサービス社の許可のもとに再録）

AAの12の伝統

1 優先されなければならないのは、全体の福利である。個人の回復は AA の一体性にかかっている。

2 私たちのグループの目的のための最高の権威はただ一つ、グループの良心のなかに自分を現される、愛の神である。私たちのリーダーは奉仕を任されたしもべであって、支配はしない。

3 AA のメンバーになるために必要なことはただ一つ、飲酒をやめたいという願いだけである。

4 各グループの主体性は、他のグループまたは AA 全体に影響を及ぼす事柄を除いて、尊重されるべきである。

5 各グループの本来の目的はただ一つ、いま苦しんでいるアルコホーリクにメッセージを運ぶことである。

6 AA グループはどのような関連施設や外部の事業にも、その活動を支持したり、資金を提供したり、AA の名前を貸したりすべきではない。金銭や財産、名声によって、私たちが AA の本来の目的から外れてしまわないようにするためである。

7 すべての AA グループは、外部からの寄付を辞退して、完全に自立すべきである。

8 アルコホーリクス・アノニマスは、あくまでも職業化されずアマチュアでなければならない。ただ、サービスセンターのようなところでは、専従の職員を雇うことができる。

9 AA そのものは決して組織化されるべきではない。だがグループやメンバーに対して直接責任を担うサービス機関や委員会を設けることはできる。

10 アルコホーリクス・アノニマスは、外部の問題に意見を持たない。したがって、AA の名前は決して公の論争では引き合いに出されない。

11 私たちの広報活動は、宣伝よりも引きつける魅力に基づくものであり、活字、電波、映像の分野では、私たちはつねに個人名を伏せる必要がある。

12 無名であることは、私たちの伝統全体の霊的な基礎である。それは各個人よりも原理を優先すべきことを、つねに私たちに思い起こさせるものである。

（AA ワールドサービス社の許可のもとに再録）

GA の回復のためのプログラム

1 私たちはギャンブルに対して無力であり、思い通りに生きていけなくなっていたことを認めた。

2 自分を越えた大きな力が、私たちの考え方や生活を健康なものに戻してくれると信じるようになった。

3 私たちの意志と生き方を自分なりに理解したこの力の配慮にゆだねる決心をした。

4 恐れずに、徹底して、モラルと財務の棚卸しを行ない、それを表に作った。

5 自分に対し、そしてもう一人の人に対して、自分の過ちの本質をありのままに認めた。

6 こうした性格上の欠点全部を、取り除いてもらう準備がすべて整った。

7 私たちの短所を取り除いてくださいと、謙虚に（自分の理解している）神に求めた。

8 私たちが傷つけたすべての人の表を作り、その人たち全員に進んで埋め合わせをしようとする気持ちになった。

9 その人たちやほかの人を傷つけない限り、機会あるたびに、その人たちに直接埋め合わせをした。

10 自分自身の棚卸しを続け、間違ったときは直ちにそれを認めた。

11 祈りと黙想を通して、自分なりに理解した神との意識的な触れ合いを求め、神の意志を知ることと、それを実践する力だけを求めた。

12 私たちのすべてのことにこの原理を実行しようと努力を続け、このメッセージをほかの強迫的ギャンブラーに伝えるように努めた。
　（GA 日本　ミーティングハンドブックより引用）

＊ギャマノンでは、「回復の 12 ステップ」と呼んでいる。

GA の一致のためのプログラム

1 優先されなければならないのは、全体の福利である。個人の回復はグループの一体性にかかっている。

2 私たちのリーダーは奉仕を任された僕であって、支配はしない。

3 GA のメンバーになるために必要なことはただ一つ、ギャンブルをやめたいという願いだけである。

4 各グループの主体性は、ほかのグループ、または GA 全体に影響を及ぼす事柄を除いて、尊重されるべきである。

5 GA の本来の目的はただ一つ、いま苦しんでいる強迫的ギャンブラーにメッセージを運ぶことである。

6 GA はどのような関連施設や外部の事業にも、その活動を支持したり、資金を提供したり、GA の名前を貸したりすべきではない。金銭や財産、名声によって、私たちが GA の本来の目的から外れてしまわないようにするためである。

7 すべての GA グループは、外部からの寄付を辞退して、完全に自立すべきである。

8 GA はあくまでも職業化されずアマチュアでなければならない。ただ、サービスセンターのようなところでは、専従の職員を雇うことができる。

9 GA そのものは決して組織化されるべきではない。だが、グループやメンバーに対して直接責任を担うサービス機関や委員会を設けることはできる。

10 GA は外部の問題に意見を持たない。したがって、GA の名前は決して公の論争では引き合いに出されない。

11 私たちの広報活動は、宣伝よりもひきつける魅力に基づくものであり、活字、電波、映像の分野では、私たちはつねに個人名を伏せる必要がある。

12 無名であることは、GA プログラムのスピリチュアル（霊的）な基礎である。それは各個人よりも原理が優先すべきことを、つねに私たちに思い起こさせるものである。

（GA 日本　ミーティングハンドブックより引用）

＊ギャマノンでは、「一体性の12ステップ」と呼んでいる。

二つの祈り

平安の祈り

神様　私にお与えください
自分に変えられないものを受け入れる落ち着きを
変えられるものは変えて行く勇気を
そして二つのものを見分ける賢さを

Reinhold Niebuhr （1892-1971）

ゲシュタルトの祈り

私は私のために生きる
あなたはあなたのために生きる
私はあなたの期待に応えるためにこの世に生きているわけじゃない
あなたも私の期待に応えるためにこの世に生きているわけじゃない
私は私
あなたはあなた
でも縁があって私たちが出会えばそれは素敵なことだ
もし出会えなくてもそれもまた善いことだ

Frederick S.Perls （1893-1970）

「過去と他人は変えられない」

Eric Berne （1910-1970）

＊3人の生誕年と没年が似ているのは興味深い。

用 語 解 説

数字・A〜Z

12 のステップ（Twelve Steps）：AA が草案したもので、個人が回復するための霊的なガイドライン。1 から 12 までのステップを日々の生活に活かしていくもの。ほかの依存症のグループでは、ステップ 1 にあたる依存対象だけを変えて使っている。12 ステップ・プログラムは、「人間関係修復のプログラム」とか「自我を収縮させるプログラム」「生き方のプログラム」等とも呼ばれている。GA では「回復のためのプログラム」、ギャマノンでは「回復の 12 ステップ」と呼んでいる。

12 の伝統（Twelve Traditions）：ミーティングの霊的な原理。グループを運営していくためのガイドライン。ステップも伝統もあくまで「提案」されたもの。GA では「一致のためのプログラム」、ギャマノンでは「一体性の 12 ステップ」と呼んでいる。

AA（Alcoholics Anonymous）：「無名のアルコール依存症者達の集まり」。1935 年に株の仲買人をしていたビルと外科医をしていたボブが、米国オハイオ州にあるアクロンという町で出会い、一緒に始めたアルコール依存症者の相互援助グループ。日本での AA ミーティングは 1975 年に始まった。『アルコホーリクス・アノニマス』（愛称ビッグブック）は依存症から回復するうえでのベーシック・テキストになっているため、さまざまなグループでも使われている。ミーティングは言いっ放し、聞きっ放しで、AA の真髄は「互いの弱さを正直に分かち合って、公的な場で認めること」。

AC（Adult Children）：もとはアルコール依存症者の家庭で育ち、大人になった人（ACA：Adult Children of Alcoholic）のことを指していた。しかし、それ以外にも機能不全家庭はあることから、機能不全家庭のなかで育ち、大人になった人を総称して「AC」と呼ぶようになった。AC という言葉は病名でなく、自分の物語を読み解くうえでのキーワード。AC が抱える課題は、共依存症者の抱える課題と共通するものが多い。

GA（Gamblers Anonymous）：「無名のギャンブル依存症者の集まり」。ジム・W と保険外交員のサム・F らによって 1957 年に米国で誕生した。ジムは AA メンバーで、彼の妻シビルは AA セントラル・オフィスで働く AA メンバーだった。彼女は GA の立ち上げに大きな貢献をした。日本では

「横浜アディクションセミナー」で、ダイスケらの呼びかけによって1989年に誕生。今年（2019年）GA日本は30周年を迎えるが、現在46都道府県に約200のグループがある。

Gam-Anon：ギャマノン。1960年に米国で誕生し、日本では1991年に始まった「無名のギャンブル依存症者の家族と友人の集まり」。12ステップ・プログラムを使う家族グループにはGam-Anon以外に、Al-Anon（アラノン）、Nar-Anon（ナラノン）、S-Anon（エサノン）などがあるが、本人のグループと混同されないように、短縮した呼び名になっている。

OSM（Open Speakers Meeting）：普段のミーティングとは異なり、より大規模で本人・家族・援助職等が自由に参加できるミーティングのこと。

あ行

アノニマス（Anonymous）：アノニマスはアノニミティーの形容詞で、「無名の」と訳されている。名前を隠す「匿名」とは似て非なるものである。まだまだ「アル中」という言葉には根深い偏見があるため、社会的立場や地位を脅かされることなくAAに参加できる保証が、この言葉には込められている。また、AAプログラムの原理の前では、メンバー全員が無名にとどまることで、平等の立場を守り、ほかのメンバーを支配したり、権力を振るったり、名誉欲を追求することなく、本当の謙虚さを身につけながら、人間的な成長を深めていくという意味もこの言葉には込められている。ミーティングではアノニマス・ネームを使う。

アブスティネンス（Abstinence）：GAではアブスティネンス、AAではソーバー（Sober）、NAではクリーン（Clean）という言い方をするが、依存症者が依存対象を使わずにしらふで生きること。ギャンブル依存症者なら「賭けないで生きる」こと。

依存症（Dependence）：依存対象にとらわれて社会生活が破綻してしまう病気のことで、嗜癖（Addiction）とも呼ばれる。嗜癖は物質嗜癖（アルコールや薬物等が依存対象）、行動嗜癖（ギャンブルや性、買い物等が依存対象）、関係嗜癖（人間が依存対象）に大別される。関係嗜癖は一次嗜癖とも呼ばれ、物質嗜癖と行動嗜癖は二次嗜癖とも呼ばれる。依存症者のことはAddict（アディクト）と呼ぶ。依存症に治癒はないが回復はできる。治らない病気のゴールは人間的な成長で、それには終わりがない。アルコール依存症者は生き延びるためにアルコールを「自己治療薬」として使ってきたのだが、飲み続けると男性の平均死亡年齢は52歳である。依存

症を理解するためのキーワードは「必要」。なぜ社会生活が破綻するまで、その依存対象を「必要」としたのかを考えるところから、自己理解が始まる。回復すれば、「必要」だったものが「不必要」になる。依存（dependence）の対句は自立（independence）。ちなみにAAの世界大会は、7月4日の米国独立記念日（Independence Day）に合わせて、5年に1度開かれている。

一体性の12ステップ⇨12の伝統

インナーチャイルド（Inner Child）：「内なる子ども」。自分の内部にいる子ども時代の子どものこと。この「内なる子ども」が癒されないまま大人になると、無理な生き方をするために嗜癖が必要になると考えられている。

か行

回復施設（Rehabilitation Center）：依存症の治療には入院治療と通院治療があるが、どちらの場合もそこからすぐに社会生活に戻るよりも、入所や通所のリハビリ施設を1年程度利用した方が効果がある。AAのプログラムを使っている施設なら、夜のプログラムとの連続性があるので好ましい。

回復の12ステップ⇨12のステップ

回復の道具（Recovery Tools）：回復に役立つもの。12ステップ、祈り、黙想、ミーティング、フェローシップ、スポンサーシップ、サービス、スローガン、仲間とのメールや電話、日誌、書籍、メッセージ活動、休養場所等々。

回復プログラム：依存症から回復するためのプログラムのことで、身体的治療のほかにカウンセリングや心理教育、集団療法、リハビリテーション、相互援助グループなどさまざまなものがあり、家族にも回復プログラムは必要である。問題行動や症状はコインの表で、本体はコインの裏にある感情。その感情に向き合うワークが回復プログラム。

カミング・アウト（Coming Out）：もともとは社交界などにデビューすることだが、話さないできた自分の病気や過去について公開すること。

共依存症（Co-Dependence）：関係嗜癖。依存症者が引き起こした問題を本人に返さず、代わりに片づけてしまう人のことを、以前は「イネイブラー（enabler）」と呼んでいた。イネイブリングとは「誰かが何かをするのを可能にする（able）」という意味。イネイブラーと共依存症者とは同義。共依存症者は相手に自己解決能力や回復力があると思っていない。そのため余計な手出しや口出しはするが、本当にすべきことはしようとしない。イネイブリングは、共依存症者が依存症者を金銭的にも精神的

にも支えることで、家族や知人に多く見られる行動である。尻拭いされた本人は自分で責任を取ることを学べず、いつまでも自立できない。共依存症者の人間関係パターンの中軸は、相手に対する強力なコントロール（支配）である。共依存症者は、そうすることで自分の低い自己評価を高めようとしていることに気づいていない。共依存症はアルコール以上に、巧妙で不可解で強力な依存症だといえよう。

ゲシュタルトの祈り：フレデリック・パールズが唱えたもので、共依存症者には、「平安の祈り」と共にこの祈りも回復の助けになる（266頁）。

さ行

スポンサー（Sponsor）：回復プログラムを先に始めており、後から始めた人にプログラムのやり方を教えてくれる人のこと。後から始めた人のことはスポンシーといい、両者の関係をスポンサーシップと呼ぶが、互いの関係は対等で平等。スポンサーができることは、自分の経験に基づいた提案だけ。スポンサーなしに12ステップ・プログラムを踏んでゆくことは難しい。通常男性には男性が、女性には女性がスポンサーになる。

スリップ（Slip）：依存対象を再使用してしまうこと。依存症は回復が始まっても、普通幾度もスリップを繰り返すが、ある日突然止まる。そのため最後のスリップを「治療的（気づきの）スリップ」と言う人もいる。一時的な回復の後に再発することはリラプス（Relapse）と呼ぶが、多くの場合再発すると以前よりも悪い状態になる。

セルフエスティーム（Self-esteem）：自己肯定感情。自分が無条件に価値のある存在だと思えることで、アディクション問題の底流となるもの。本物のプライド。

相互依存（Inter-Dependence）：対等で、平等で、健康的で、良質な人間関係での依存のこと。依存症からの回復目標。

相互援助グループ（Mutual Aid Group）：以前は「自助会」「自助グループ」「セルフヘルプ・グループ」などと呼ばれていたが、互いに助け合うグループなので「相互援助グループ」という呼び名に変わってきた。相互援助グループは、きわめて重要な社会資源であり、回復プログラムの中枢にあると言っても過言ではない。1929年の世界恐慌以後、米国西海岸で急速な広がりを見せたが、その契機になったのは、行政や援助職への愛想尽かしであるとも言われている。

ソーバー⇨アブスティネンス

た行

富くじ：番号のはいった札を胴元となる社寺などが売り出し、くじ引きで賞金を支払うしくみ。特に江戸時代に流行した。

トリガー（Trigger）：依存対象にとらわれた引き金、誘因、きっかけ。妻とのけんかがトリガーとなってギャンブル場に行ったとしても、けんかが問題ではなく、けんかによって生じた感情の処理方法が問題。

は行

ハイヤーパワー（Higher Power）：AA のバックボーンはキリスト教精神。しかし、どのような宗教をもつ人でも、あるいはもたない人でも「自分を超えた大きな力」や「自分の信じる神」等の表現を用いて、このプログラムを使うことができる。ステップ1で「無力を認める」ことは「自分の力ではどうすることもできないので、助けてください」という意味。無力を認め、回復を信じ、神に委ねることがステップ1・2・3。「人事を尽くして天命を待つ」という諺に類似。

バースデイ（Birthday）：相互援助グループで「新しい生き方を始めた霊的記念日」のこと。本人の相互援助グループでは依存対象が止まった日から1年が経つと「バースデイ」として、グループの仲間たちが祝ってくれる。そうしたときにはメダルが手渡されるが、1・3・6・9か月目にもチップが渡されるところもある。スリップすると最初のバースデイが消え、新たなバースデイを待つ風習があるが、新しい生き方をしようと思って行動した日から、自分の生涯に幾日しらふの日を積み上げるかが大事なことなので、「連続ソーバー」ではなく、「累積ソーバー」という考え方もある。家族の相互援助グループでは、グループにつながった日を「バースデイ」と呼んでいる。

ビギナーズ・ラック（Beginner's Luck）：初心者が賭けで大勝ちすること。その経験がのめり込むきっかけになることもある。

フェローシップ（Fellowship）：仲間との交流。もともとは「ミーティングでの分かち合い」を指していたが、日本では「アフターミーティング」のことを指すことが多い。

平安の祈り（Serenity Prayer）：ラインホールド・ニーバーが唱えた祈り。そのエッセンスである「過去と他人は変えられない」は精神科医エリック・バーンの言葉だが、この言葉と「自分の人生の責任は自分にある」という

言葉は、カウンセリングの常套句（266頁）。

法テラス：国によって設立された法的トラブル解決のための総合案内所で、日本司法支援センターのこと。解決に役立つ情報を無料で案内するが、法的判断を行って解決策をアドバイスする所ではない。受付：平日9:00-21:00、土9:00-17:00　電話：0570-078374

ホームグループ（Home Group）：依存症の相互援助グループに通うなかで、特定のグループを自分の活動拠点にした呼び名。

あとがき

　AA の伝統 7 には、「すべての AA グループは、外部からの寄付を辞退して、完全に自立すべきである」と書かれている。これと同じ文言は、GA の「一致のためのプログラム」にも書かれている。自立には身体的自立や精神的自立もあるが、経済的自立もまた重要なことだ。

　ある研究者は、「その業界から助成金をもらっているのなら、論文の最初にそのことを書くべきだ」と言っていたが、助成金をもらっていたら、お茶を濁すこと程度のことは書けても、それ以上の批判ができないのは当然だろう。とりわけギャンブル業界は巨大な影響力をもっている。

　業界やその担い手たちは、ギャンブル問題を個人の問題に矮小化しようとする。いわゆる「自己責任論」だ。もちろん「個人に責任はない」などと言うつもりはない。だが、ギャンブル依存症にならざるを得なかった社会的背景を抜きに、この問題を語ることはできない。

　わが国では IR（複合型リゾート）推進法が 2018（平成 30）年 7 月に可決・成立したが、この法律の成立を急いだ理由にも業界と政治家の癒着を疑わざるを得ない。ギャンブル依存症者がギャンブルを「必要」としたように、彼らにも急ぐ「必要」があったのではないか。

　その一方で、害を受けている人たちも、業界の担い手になってしまっていることは何とも皮肉なことだ。世界的にカジノ歳入の多くは、スロットマシーンによるものだという。マシーンはコンピューター化されているのだから、その気になりさえすれば害を減らすことは容易だ。

　依存症者は生活を破たんさせるまで、なぜ依存対象にのめり込まざるを得なかったのか。先にあげた 5 つの方法（171 頁）を使って自己

理解が深まるうちに、その謎が次第に解けてくる。依存症は治癒のない病気だが、回復は可能だという。では、回復するとどういう状態になるのか。

ある人は「自分の過去を笑いながら話せるようになったことだ」と言い、ある人は「生き延びるために必要としていた依存対象が、不要になったことだ」と言う。あるいは「自分が価値ある存在だと無条件に思えるようになったことだ」と言う人もいる。

ほかにも「恨みが感謝に変わること」「自分の物語に肯定的な解釈もできるようになること」等々さまざまに表現される。こうした言葉から読み取れるのは、とらわれてきた古い物語から解放され、新しい物語を歩み始めたということだろう。

筆者は最初に勤務した精神科病院で、当事者がもつ潜在力に驚かされた。以来、相互援助グループとの協働をライフワークとして活動するようになった。中央法規出版からは何冊も依存症関係の書籍を出させていただいたが、その根底にしてきたものは当事者の物語だった。

今もミーティングに通い続けているのは、自分の目で回復者の姿をとらえ、自分の耳でその物語を聴きたいからだ。そこにこそ真実があり、解決への糸口がある。「あの人のようになりたいと思う人を見つけてその人のまねをしよう」それがいつも筆者の言うことだ。

自分が何者かもわからずに一生を終えてしまうことほど、不幸なことはないのではないか。本書がギャンブル依存症者やその家族のみならず、ほかの依存症者やその家族、そして彼らを支援する多くの人たちへのメッセージになれたなら、編者としても望外の喜びである。

最後になってしまったが、この企画に賛同し多大な協力をしてくださった執筆者のみなさまと、出版までの長旅にお付き合いいただいた中央法規出版の大橋玉味さんと澤誠二さんにも、深く感謝を申し上げたい。お二人の辛抱強さがなかったら、上梓することはできなかった。

2019 年 晩秋

吉岡 隆

編者紹介

吉岡 隆（よしおか・たかし）

1946（昭和21）年浦和市生まれ。上智大学、同大学院卒業。ソーシャルワーカー。

東京都立松沢病院、埼玉県精神衛生センター、埼玉県川越児童相談所、埼玉県越谷児童相談所、埼玉県立精神保健総合センター、埼玉県所沢保健所を経て、1998（平成10）年こころの相談室リカバリーを開設（代表）。

主著は、「援助者のためのアルコール・薬物依存症Q&A」（編著）中央法規出版 1997年、「依存症」（共編）中央法規出版 1998年、「共依存」（編著）中央法規出版 2000年、「性依存」（共編）中央法規出版 2001年、「援助職援助論」（編著）明石書店 2009年、「アルコール依存症は治らない《治らない》の意味」（共著）中央法規出版 2013年、「窃盗症クレプトマニア」（共編）中央法規出版 2018年など。

執筆者一覧

小林 桜児（こばやし おうじ）···第1部第1章
神奈川県立精神医療センター・精神科医

吉岡 隆（よしおか たかし）·······················第1部第2章・第2部第5章
こころの相談室リカバリー・ソーシャルワーカー

比嘉 千賀（ひが ちか）···第2部第5章
ひがメンタルクリニック・精神科医

西川 京子（にしかわ きょうこ）··第2部第5章
新阿武山クリニック・ソーシャルワーカー

田上 啓子（たがみ けいこ）···第2部第5章
NPO法人ヌジュミ施設長

林 大悟（はやし だいご）···第2部第5章
弁護士法人 鳳法律事務所・弁護士

滝口 直子（たきぐち なおこ）··第2部第5章
大谷大学社会学部教授

小原 圭司（こばら けいじ）···第2部第5章
島根県立心と体の相談センター・精神科医

田辺 等（たなべ ひとし）···第2部第5章
北星学園大学社会福祉学部教授・精神科医

ギャンブル依存症──当事者から学ぶその真実

2019 年 12 月 10 日発行

編　集　　　吉岡　隆

発行者　　　荘村明彦

発行所　　　中央法規出版株式会社
　　　　　　〒110-0016　東京都台東区台東 3-29-1　中央法規ビル
　　　　　　営　　業　TEL 03-3834-5817　FAX 03-3837-8037
　　　　　　書店窓口　TEL 03-3834-5815　FAX 03-3837-8035
　　　　　　編　　集　TEL 03-3834-5812　FAX 03-3837-8032
　　　　　　https://www.chuohoki.co.jp/

印刷・製本　　株式会社アルキャスト

装幀・本文デザイン　　加藤愛子（株式会社オフィスキントン）

ISBN978-4-8058-5958-2

落丁本・乱丁本はお取り替えいたします。
定価はカバーに表示してあります。

本書のコピー、スキャン、デジタル化等の無断複製は、著作権法上での例外を除き禁じら
れています。また、本書を代行業者等の第三者に依頼してコピー、スキャン、デジタル化す
ることは、たとえ個人や家庭内での利用であっても著作権法違反です。